消化性溃疡中西医防治300问

刘绍能　张秋云　编著

金盾出版社

内容提要

本书以问答形式简要介绍了消化性溃疡的定义、病因、病理、临床表现、诊断和辅助诊断等基础知识，详细阐述了消化性溃疡的西药治疗、中药治疗，以及针灸、拔罐、刮痧等调治方法。其内容丰富，实用性强，可供基层医务人员和患者阅读。

图书在版编目(CIP)数据

消化性溃疡中西医防治300问/刘绍能，张秋云编著.--北京：金盾出版社，2013.2
ISBN 978-7-5082-7760-8

Ⅰ.①消… Ⅱ.①刘…②张… Ⅲ.①消化性溃疡—中西医结合疗法 Ⅳ.①R573.105

中国版本图书馆CIP数据核字(2012)第153060号

金盾出版社出版、总发行
北京太平路5号(地铁万寿路站往南)
邮政编码：100036　电话：68214039　83219215
传真：68276683　网址：www.jdcbs.cn
封面印刷：北京凌奇印刷有限责任公司
正文印刷：北京军迪印刷有限责任公司
装订：北京军迪印刷有限责任公司
各地新华书店经销
开本：850×1168 1/32　印张：9.625　字数：199千字
2013年2月第1版第1次印刷
印数：1～6 000册　定价：23.00元

前 言

消化性溃疡为临床常见病、多发病，其中的胃溃疡还有癌变倾向，是临床重点防治疾病之一。笔者从指导消化性溃疡患者防治和调养目的出发，结合多年的临床经验，编写了《消化性溃疡中西医防治 300 问》一书，献给广大患消化性溃疡的患者及基层医务人员，使他们能从中获益，使溃疡病患者读之知病养病，医者读之可知病治病，而达到医患互通的目的。

全书共分四部分：第一部分，介绍消化系统组成及胃、十二指肠的结构功能等消化性溃疡的基础知识；第二部分，介绍消化性溃疡的诊断；第三部分，介绍消化性溃疡的中西医治疗方法；第四部分，介绍消化性溃疡的预防调理。

在本书的编写过程中，我们参考了许多公开发表的文献资料，在此对有关作者表示衷心的感谢。由于水平有限，错误难免，欢迎广大读者提出宝贵的意见。

作者

目 录

一、消化性溃疡的基础知识

二、消化性溃疡的诊断

三、消化性溃疡的治疗

（一）西药治疗

（二）中医药治疗

四、消化性溃疡的预防与调理

一、消化性溃疡的基础知识

1. 消化系统是由哪些器官组成的

人体消化系统由消化道和消化腺两大部分组成。消化道分为上消化道和下消化道。上消化道由口腔、咽、食管、胃、十二指肠组成；下消化道由空肠、回肠和大肠组成。消化腺包括口腔腺、肝、胰腺，以及消化管壁上的许多小腺体，其主要功能是分泌消化液（图 1）。

（1）口腔：由口唇、颊、腭、牙、舌和口腔腺组成。口腔受到食物的刺激后，口腔内腺体即分泌唾液，嚼碎后的食物与唾液搅和，借唾液的滑润作用通过食管入胃，唾液中的淀粉酶能部分分解碳水化合物。

（2）咽：是呼吸道和消化道的共同通道，咽依据与鼻腔、口腔和喉等的通路，可分为鼻咽部、口咽部、喉咽部三部分。咽的主要功能是完成吞咽这一复杂的反射动作。

（3）食管：食管是一长条形的肌性管道，全长 25 ～ 30 厘米。食管有三个狭窄部，这三个狭窄部易滞留异物，也是食管癌的好发部位。食管的主要功能是运送食物入胃，其次有防止呼吸时空气进入食管，以及阻止胃内容物逆流入气管的作用。

（4）胃：分为贲门、胃底、胃体和胃窦四部分，胃的总容量为 1 000 ～ 3 000 毫升。胃壁黏膜中含大量腺体，可以分泌胃液，胃液呈酸性，其主要成分有盐酸、钠、钾、氯化物、消化酶、黏蛋白等，胃液的作用很多，其主要作用是消化食物、杀灭食物中的细菌、保护胃黏膜及润滑食物，使食物在胃内易于通过等。

（5）十二指肠：为小肠的起始段。由于长度相当于本人十二个手指的宽度（25 ～ 30 厘米）因此而得名。十二指肠

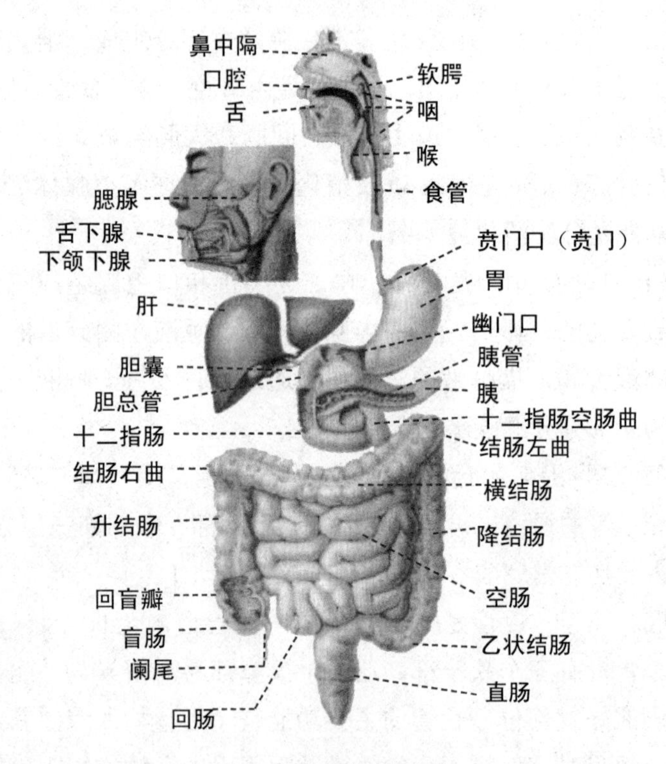

图 1 消化系统的组成

呈C形弯曲，包绕胰头，可分为上部、降部、下部和升部四部分。其主要功能是分泌黏液、刺激胰消化酶和胆汁的分泌，为蛋白质的重要消化场所等。

（6）空肠、回肠：空肠起自十二指肠空肠曲，下连回肠，回肠连接盲肠。空肠、回肠无明显界限，空肠的长度占全长的2/5，回肠占3/5，两者均属小肠。空肠、回肠的主要功能是消化和吸收食物。

（7）大肠：大肠为消化道的下段，包括盲肠、阑尾、结肠和直肠四部分。成人大肠全长1.5米，起自回肠，全程形似方框，围绕在空肠、回肠的周围。大肠的主要功能是进一步吸收水分和电解质，形成、贮存和排泄粪便。

2. 胃的结构怎样

胃大致位于腹腔左上方，上与食管连接，下与十二指肠连接，胃可分为贲门、胃底、胃体、胃窦和幽门几个部分。贲门是胃的入口处，即胃与食管的连接处，在胃与食管的交接处有条齿状线，起着括约肌的作用，可防止胃内容物向食管反流，幽门是胃的出口，即胃与十二指肠的连接处，幽门对胃内容物的排空和防止十二指肠内容物的反流有一定的作用，一般慢性胃炎多发生在幽门或以此处为重，胃底部位于贲门左侧，是贲门以上的隆起部分，胃体部是胃腔最大的部分，介于贲门和幽门之间（图2）。

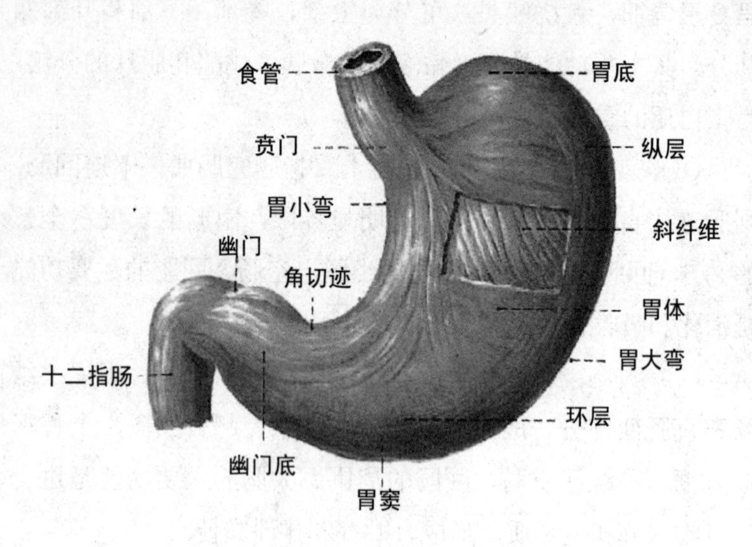

图2 胃的结构

一般胃壁有四层，即黏膜层、黏膜下层、肌层、浆膜层。与食物直接接触的黏膜层，人的胃黏膜表面有一层厚度在0.25～0.5毫米的黏液层，胃的表面上皮细胞还能分泌重碳酸盐，二者结合形成双重防护屏障，一旦平衡被破坏，就会发生疾病。

3. 胃有哪些功能

胃的主要功能是贮存和消化食物。具体表现在以下几个方面。

（1）接受功能：食物经口腔、食管而进入胃内，如果胃的贲门功能障碍，食物难以顺利进入胃。

（2）储存功能：胃是一个舒缩性很强的器官。当食物进入胃内，胃壁随之扩展，以适应容纳食物的需要，这就是胃的储存功能。不仅如此，胃壁还具有良好的顺应性，使胃内的压力与腹腔内的压力相等，当胃内容量增加到1 500毫升时，胃腔内的压力和胃壁的张力才有轻度的增高，这时就感到基本“吃饱”了。

（3）分泌功能：胃液是由胃黏膜内不同细胞所分泌的消化液，主要成分有壁细胞分泌的盐酸，主细胞分泌的胃蛋白酶原，黏膜表面黏液细胞、黏液颈细胞和贲门腺、幽门腺和胃底腺的黏液细胞所分泌的黏液，以及壁细胞分泌的内因子等。

（4）消化功能：在胃黏膜分泌的胃酸和胃蛋白酶原的共同作用下，能使食物中的蛋白质初步分解消化，而且还能杀灭食物中的细菌等微生物。

（5）运输及排空功能：食物一旦进入胃内可刺激胃蠕动，起始于胃体上部，逐渐向幽门蠕动。胃蠕动使食物与胃液充分混合，使食物形成半液状的食糜。食糜进入胃窦时，胃窦起排空作用，将食糜送入十二指肠，由此完成胃的最后一项工作。

4. 十二指肠的结构是怎样的

十二指肠介于胃与空肠之间，成人长度为20～25厘米，管径 4～5厘米，紧贴腹后壁，是小肠中长度最短、管径最大、位置最深且最为固定的小肠段。胰管与胆总管均开口于十二指肠。因此，它既接受胃液，又接受胰液和胆汁的注入，所以十二指肠的消化功能十分重要。十二指肠的形状呈“C”形，包绕胰头，可分上部、降部、水平部和升部四部（图3）。

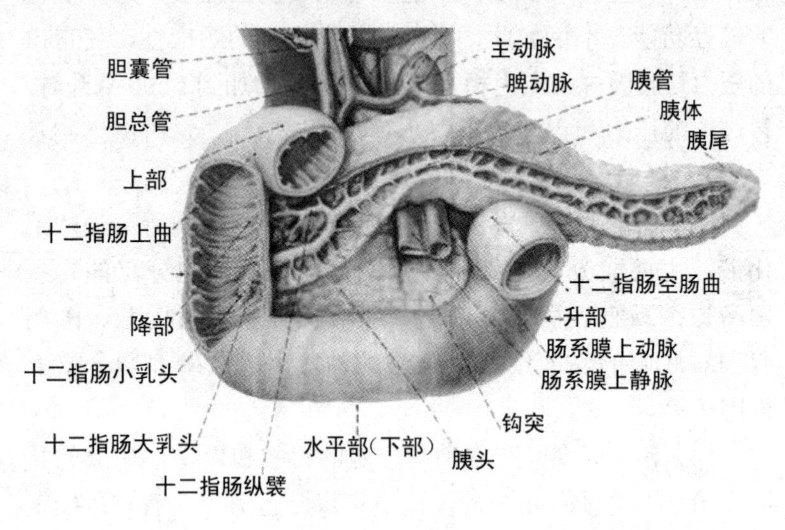

图3 十二指肠结构

（1）上部：十二指肠上部长约5厘米，起自胃的幽门，走向右后方。至胆囊颈的后下方，急转成为降部，转折处为十二指肠上曲。十二指肠上部近幽门约2.5厘米一段肠管，壁较薄，黏膜面较光滑，没有或甚少环状皱襞，此段称十二指肠球部，是十二指肠溃疡的好发部位。

（2）降部：十二指肠降部是十二指肠的第二部，长7～5厘米，由十二指肠上曲沿右肾内侧缘下降，至第三腰椎水平，弯向左侧，转折处为十二指肠下曲。降部左侧紧贴胰头，此部的黏膜有许多环状皱襞，其后内侧壁有胆总管沿其外面下行，致使黏膜呈略凸向肠腔的纵行隆起，称十二指肠纵襞。纵襞的下端为圆形隆起，称十二指肠大乳头，是胆总管和胰管的共同开口。胆总管和胰管在此处组成肝胰壶腹。

（3）水平部：十二指肠水平部又称下部，长约10厘米，自十二指肠下曲起始，向左横行至第三腰椎左侧续于升部。肠系膜上动脉与肠系膜上静脉紧贴此部前面下行。肠系膜上动脉夹持的部分胰腺组织，称钩突。

（4）升部：十二指肠升部长 2 ～ 3 厘米，自第三腰椎左侧向上，到达第二腰椎左侧急转向前下方，形成十二指肠空肠曲，移行为空肠。十二指肠空肠曲由十二指肠悬肌连于膈右脚。此肌上部连于膈脚的部分为横纹肌，下部附着于十二指肠空肠曲的部分为平滑肌，并有结缔组织介入。十二指肠悬肌（又称 Treitz 韧带）是一个重要标志，此处将消化道分为上消化道和下消化道。

十二指肠壁有四层结构，即黏膜层、黏膜下层、肌层、浆膜层。黏膜和黏膜下层向管腔内突起形成环状皱襞。

5. 十二指肠有什么功能

十二指肠是蛋白质的重要消化场所，其主要功能是分泌黏液、刺激胰消化酶和胆汁的分泌，具体作用如下：

（1）食糜进入小肠后，刺激十二指肠黏膜产生促胰酶素，促使胰腺分泌大量胰液。同时小肠内食糜还能够刺激肠黏膜，促使小肠腺分泌小肠液。胰液中还包含胰脂肪酶与胰淀粉酶，可以将脂肪分解为脂肪酸与甘油，将淀粉分解为葡萄糖。

（2）食糜的脂肪、蛋白质分解产物与盐酸等刺激十二指肠黏膜产生激胆素，激胆素经血液循环促使胆囊收缩，排出胆汁。胆盐酸还能够增进脂溶性维生素 A、维生素 D、维生素 E、维生素 K 的吸收，刺激肠蠕动，抑制肠道腐败细菌的生长与繁殖。

（3）小肠液中的双糖酶能够将饴糖、蔗糖、乳糖分解为单糖。小肠液与胰液中都有碳酸氢钠，以维持小肠内的弱碱性环境，保证胰液中消化酶的活力。

（4）食糜经过十二指肠的机械作用和化学消化作用后，很多营养物质都在小肠被吸收进入机体。留下未消化的食物残渣和水分，送至大肠。

6. 胃液有哪些成分，有什么作用

胃液的主要成分，包括盐酸、胃蛋白酶原、黏蛋白、内因子等。

（1）盐酸：盐酸由泌酸腺壁细胞分泌，作用有：①可杀死随食物进入胃内的细菌，因而对维持胃和小肠内的无菌状态起重要作用。②激活胃蛋白酶原，使之转变为有活性的胃蛋白酶，并为胃蛋白酶提供必要的酸性环境。③盐酸进入小肠后，可以引起促胰液素的释放，从而促进胰液、胆汁和小肠液的分泌。④盐酸所造成的酸性环境，还有助于小肠对铁和钙的吸收。

（2）胃蛋白酶原：胃蛋白酶原由主细胞合成和分泌，在酸性环境下转变成有活性的胃蛋白酶，其主要作用是分解蛋白质，主要分解产物是长链多肽、寡肽及少量氨基酸。胃蛋白酶只有在酸性较强的环境中才能发挥作用，其最适pH值为2。随着pH值的升高，胃蛋白酶的活性降低，当pH值升至6以上时，即发生不可逆的变性。

（3）黏液和碳酸氢盐：黏液和碳酸氢盐共同构成黏液-碳酸氢盐屏障，以抵抗胃酸和胃蛋白酶的侵蚀，对胃黏膜具有保护作用。

（4）内因子：内因子可与食物中的维生素B_{12}结合，形成一种复合物，这种复合物对蛋白质水解酶有很强的抵抗力，可保护维生素 B_{12} 不被小肠内水解酶破坏。当复合物移行至回肠，可与远端回肠黏膜的特殊受体结合，从而促进回肠上皮吸收维生素 B_{12}。若体内产生抗内因子抗体或内因子分泌不足，将会出现维生素 B_{12} 吸收不良，从而影响红细胞的生成，造成巨幼红细胞性贫血。

7. 什么是消化性溃疡

消化性溃疡是临床常见病和多发病，是指胃肠黏膜的局限性缺损，其发生与胃液的自身消化作用有关，故称之为“消化性溃疡”。消化性溃疡主要发生在胃和十二指肠，故又称“胃、十二指肠溃疡”，亦可发生于食管、胃空肠吻合口等与酸接触的部位。由于溃疡缺损超过黏膜肌层，故溃疡愈后常有瘢痕形成。

8. 消化性溃疡好发于哪些部位

消化性溃疡的发生与胃酸相关，因此凡与胃酸接触的部位均可发生溃疡，包括食管下段、胃、十二指肠、胃－空肠吻合术后的吻合口及其附近的肠袢、含有异位胃黏膜的Meckel憩室等。其中99％的溃疡发生在胃和十二指肠，故有的将消化性溃疡又称作“胃、十二指肠溃疡”。胃溃疡多发生于胃窦部，尤以小弯侧为多（如图4所示为

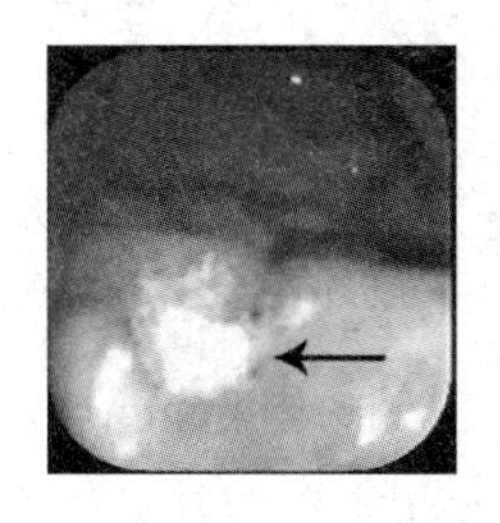

图4 箭头所示为胃窦部溃疡

胃窦部溃疡)。十二指肠溃疡好发于十二指肠球部。

9. 消化性溃疡的流行病学有哪些特点

消化性溃疡是一种世界性的常见病，全世界约有10%的人患过消化性溃疡，但在不同的国家和地区，其发病率存在很大差别。

临床上，十二指肠溃疡较胃溃疡为多，两者之比约为3∶1，十二指肠溃疡好发于青壮年，胃溃疡的发病年龄较十二指肠溃疡者晚，平均晚10年左右，故胃溃疡多见于老年人。

消化性溃疡的发生有一定的性别差异，男性较女性为多，两者之比约为5∶1，这与男性之社会环境因素、吸烟、饮酒等不良嗜好有关。

在我国，消化性溃疡的发生有一定的地域性，南方的发病率高于北方，城市高于农村。

10. 消化性溃疡发病机制的现代理念有哪些

关于消化性溃疡发病机制的认识经历了一个多世纪的变迁。长久以来，人们一直认为胃酸是溃疡发生的必需条件，因此1910年Schwartz提出的“无酸，无溃疡”的设想，这一观点曾长期在溃疡的发病机制中占据统治地位。自1983年Warren和Marshall首先从人胃黏膜中分离出幽门螺杆菌后，这一理论逐渐受到挑战。近年来，在消化学界盛行的溃疡病的病因是幽门螺杆菌，因此又提出了“无幽门螺杆菌，无溃疡”的论点，认为溃疡是幽门螺杆菌感染的结果。依据以上理论，联合应用抑酸药和根除幽门螺杆菌药，确实取得了愈合溃疡、降低复发率的效果。然而进一步研究发现，上述药物虽可使溃疡愈合，但胃黏膜表层腺体结构排列紊乱，黏膜下结缔组织处于过度增生状态，从而影响细胞的氧合、营养和黏膜的防御功能，是溃疡复发的病理基础。据此，1990 年 Tarnawski 提出了溃疡愈合质量的概念。近年来，强化黏膜防御被作为消化性溃疡治疗的新途径，大量临床试验证实，胃黏膜保护药与抑酸药联合应用，可提高溃疡愈合质量，减少复发。因此，关于消化性溃疡发病机制认识的现代理念是：无酸则无溃疡，无幽门螺杆菌则无溃疡的复发，胃黏膜屏障健康就不会形成溃疡。

11. 消化性溃疡能遗传吗

消化性溃疡的发病与遗传因素有密切关系。从家谱的研究来看，消化性溃疡者的亲属患溃疡病的机会要比一般人群大 2.5 ～ 3 倍。而且胃溃疡、十二指肠溃疡二者的遗传性是互不相关的，十二指肠溃疡患者的亲属和子女易患十二指肠溃疡而不是胃溃疡，反之亦然。同卵双生子之一如患胃或十二指肠溃疡，则另一个易患同样的溃疡，而在异卵双生子即非如此。同卵双生子所患溃疡的同一性说明了遗传因素在溃疡的发病中有重要地位。根据目前的认识，消化性溃疡的发病与遗传有一定的关系，虽然目前尚不能完全用遗传来解释所有的溃疡病，但不论病因如何，消化性溃疡似有家族倾向性。但其他资料的家系调查结果不能证实本病的遗传是按照简单的孟德尔定律支配的方式。有鉴于此，目前较普遍的假说是胃、十二指肠溃疡是一组由多种基因遗传即遗传的异质性疾病，在这种遗传素质的基础上，可能有非遗传的或外界因素参加导致发病，可能与共同的或相似的生活环境及生活习惯有关，形成遗传易感性。

12. 消化性溃疡与血型有关吗

1953年Aird等发现O型血人群的十二指肠溃疡或幽门区胃溃疡发病率高于其他血型约1.4倍，O型血者在十二指肠溃疡患者中占56.5%，在对照人群中占45.8%，并且溃疡伴出血、穿孔并发症者也以O型血者较多见。据我国对十二指肠溃疡病例统计，O型血者也显著高于对照组，与国外报道基本相符。根据唾液、胃液等体液中有无血型抗原物质ABH区分，正常人75%～80%为分泌ABH物质者，20%～25%为非分泌者，后者的消化性溃疡发病率高于前者，属O型而不分泌ABH血型物质者的十二指肠溃疡发病率更高，达其他型的2.5倍。血型和是否分泌ABH血型物质是由两个不同等位基因遗传的，故其表现起相加作用。以上事实提示，消化性溃疡的发生与遗传因素有关。

13. 消化性溃疡的发生与季节有关吗

消化性溃疡的发生有一定的季节性，无论是初发还是复发。秋冬、冬春之交易于发病，而夏季的发病率相对较低。影响溃疡发生的这种季节性差异的原因还不十分清楚，可能与秋冬、冬春之交的气候多变有关，特别是在昼夜温差较大时，发作更是频繁。一般来说，当日夜温差超过10℃，消化性溃疡的发病率即可比平时增加1倍之多，在消化性溃疡病例中，占1/3的病人直接与日夜温差大有关。了解溃疡发生的季节性，在溃疡多发季节注意适寒温，调饮食，加强锻炼，以减少溃疡的发生，或在溃疡高发季节提前服药，以防溃疡的复发，具有重要的临床意义。

14. 精神因素在消化性溃疡的发生中有何作用

在病因调查中发现，持续、过度的精神紧张、劳累、情绪激动等神经精神因素常是胃、十二指肠溃疡的发生和复发的重要因素。精神因素可通过下列两个途径来影响胃的功能：①自主经系统。迷走神经反射使胃酸分泌增多，胃运动加强；交感神经兴奋则使胃黏膜血管收缩而缺血，胃运动减弱。②内分泌系统。通过下丘脑－垂体－肾上腺轴而使皮质酮释放，促进胃酸分泌而减少胃黏液分泌。

15. 消化性溃疡的发生与职业有关吗

消化性溃疡的发生有一定的职业倾向，如汽车司机、长期野外食宿者、寒区或高原缺氧工作者、脑力劳动者等易患本病。其发病机制尚未完全阐明，可能是这些职业所具备的特点，从不同的角度，较易破坏胃、十二指肠黏膜屏障，故易发生胃、十二指肠溃疡。例如，汽车司机由于工作特点，饮食不规律，暴饮暴食，较易患十二指肠溃疡；脑力劳动者，长期处于精神紧张、兴奋状态，十二指肠溃疡也较其他职业为多。但职业的因素也不是绝对的，只要预防得当，生活工作规律化，是可以防止十二指肠溃疡发生的。故应从各个不同职业的特点找出其规律性，加以预防，如司机应注意进餐时间的规律性，避免长时间的空腹和暴饮暴食，而脑力工作者应保证劳逸结合，加强体育锻炼。在有职业特点的这些人患十二指肠溃疡后，治疗上并无特殊，但一定要在治疗和预防十二指肠溃疡的同时，指导病人克服职业的不利因素，只有这样才能在治疗和预防上收到满意的效果。

16. 哪些药物易导致消化性溃疡的发生

临床上很多药物可引起胃部不良反应，以下几类是比较常见的，尤其是对溃疡的发生有不可忽视的作用。

（1）抗生素类：不少抗生素可引起胃肠道反应，如胃炎、恶心、呕吐、肠炎、腹泻及轻度腹痛等，尤其是空腹服用时。口服四环素、红霉素、多黏菌素等，均可引起胃肠道出血或使原有溃疡加重。还有少数病人因口服青霉素而发生急性腹痛或消化道溃疡出血的报道。亦有经过静脉注射丝裂霉素、两性霉素等，诱发胃、十二指肠溃疡出血者。

（2）非甾体类抗炎药：水杨酸盐类如阿司匹林、去痛片、扑热息痛片等，可直接作用于胃肠黏膜上皮细胞，使黏膜充血、糜烂，并影响凝血机制，致使胃肠出血形成溃疡。保泰松、吲哚美辛等可引起胃炎、十二指肠炎、胃肠黏膜糜烂等。

（3）降血压药：利舍平可刺激胃酸分泌而损害胃黏膜；胍乙啶等可使胃酸、胃蛋白酶分泌增多，易发生胃溃疡及出血。

（4）激素：肾上腺皮质激素会增加胃酸、胃液分泌，胃酸增强，引起恶心、反酸症状。若长时间大量使用，可引起类固醇性溃疡，同时使组织修复力降低，加重胃、十二指肠溃疡。有报道表明，以泼尼松治疗类风湿关节炎，溃疡发生率达37%。由激素导致溃疡的特点是疼痛无规律性，常为隐性发展，有的病情变化较严重，甚至出血、穿孔时才被发现，应引起重视。

（5）利尿药：双氢克尿塞与氯化钾并用，容易引起十二指肠球部溃疡及出血。单独口服氯化钾也可引起胃肠道溃疡和出血。

（6）抗肿瘤药：如5-氟尿嘧啶、叶酸对抗药等，可刺激胃肠黏膜损伤而产生炎症、糜烂，重者可发展成为溃疡。

因此，为了减少药物性胃溃疡的发生，不要长期使用某一种药物。患有胃病的人用药更要慎重，尽量选择对胃部损害小的药物。若必须使用时，可在饭后服用，以减少对胃的刺激。

17. 非甾体类抗炎药引起消化性溃疡的机制有哪些

非甾体类抗炎药可通过局部作用和系统作用导致胃黏膜的破坏，发生溃疡。

（1）局部作用：非甾体类抗炎药在结构上都属于弱有机酸，在胃的酸性环境下呈非离子状态，经细胞膜弥散入胃黏膜上皮细胞内，在细胞内产生大量的氢离子，导致细胞损伤。

（2）系统作用：非甾体类抗炎药主要通过抑制环氧合酶活性而达到其抗炎作用，环氧合酶是花生四烯酸合成前列腺素的主要限速酶，有两种异构体，即环氧合酶-1和环氧合酶-2，其中前者与前列腺素合成有关，后者与炎症诱导有关，非甾体抗炎药在抑制环氧合酶-2的同时也抑制了环氧合酶-1的活性，使胃肠道黏膜中经环氧合酶-1途径产生的具有细胞保护作用的内源性前列腺素合成减少，削弱了胃黏膜的保护作用，导致溃疡的发生。

（3）非甾体类抗炎药还可抑制血小板环氧合酶的活性，减少血栓素A的合成，降低血小板聚集能力，增加了溃疡出血的发生率。

18. 非甾体类抗炎药引起的消化性溃疡有哪些临床特点

（1）胃溃疡多于十二指肠溃疡：这可能与非甾体类抗炎药引起溃疡的机制有关，其作用靶位在胃。

（2）无痛性溃疡较多：这可能与非甾体类抗炎药的镇痛作用有关，导致临床无痛性溃疡增多，发现不及时，常导致消化道大出血的发生。

（3）发病与年龄有关：非甾体类抗炎药导致溃疡的发生与年龄有关，一般年龄越大发生率越高。据报道，60 岁以上服用非甾体类抗炎药的患者发生消化性溃疡的可能性是 60 岁以下的 2.5 倍，并且更容易并发溃疡出血。这可能与老年人多伴有动脉粥样硬化，胃肠黏膜血供相对较差，易于受非甾体类抗炎药损伤有关。

（4）发病与服药时间有关：服用非甾体类抗炎药的时间越长，发生消化性溃疡的危险性越大。用药第一个月是胃肠道不良反应出现频率最高的时期，服药 3 个月，内镜下发现胃溃疡 15%～20%，发现十二指肠溃疡 5%～8%，长期服药的患者消化性溃疡的发生率可达 5%～30%。一般估计，长期服用非甾体类抗炎药出现消化性溃疡并发症的风险每年递增 1%～4%

（5）发病与服用量有关：一般来讲，大剂量服用比小剂量服用发生消化性溃疡的风险要大。有研究证实，每周服用阿司匹林少于 14 片的患者其溃疡发生率并不增加；而每周超过 14 片时，其溃疡发生率明显增加。

19. 如何减少非甾体类抗炎药对胃的损伤以避免溃疡的发生

（1）选用毒性小且剂量也小的药物，同时注意避免联合使用易致溃疡的药物。

（2）饭后服药，以减少对胃黏膜的直接损伤。

（3）可同时应用一些抗酸药，如 H_2 受体拮抗药（法莫替丁等)、质子泵抑制药(奥美拉唑)等。

(4)应用前列腺素E制剂，可防止因服用非甾体类抗炎药引起的溃疡，目前应用较多的是米索前列醇，据临床应用结果报道，疗效最佳。

(5)对幽门螺杆菌阳性的病人计划长期使用或正在使用非甾体类抗炎药，病人需要考虑接受抗幽门螺杆菌根除治疗。

(6)应用选择性环氧合酶-2(COX-2)抑制药的非甾体类抗炎药，如美洛昔康，其对胃的损伤较传统的非甾体类抗炎药为少。但近年来有报道，这类药物对心脏有不良反应，应在医生的指导下用药。

20. 胆汁反流会导致消化性溃疡吗

胆汁能导致胃黏膜的损伤是肯定的，胆汁和其他肠液混合物通过幽门逆流至胃，刺激胃黏膜，首先出现的是炎症性病变，引起胆汁反流性胃炎，随着病损加重则可导致溃疡。

胆汁有刺激胃酸分泌的作用。胆盐与胃酸结合可增强酸性水解酶的活力，破坏溶酶体膜，溶解脂蛋白而破坏胃黏膜的屏障作用，H^+逆向弥散增加，进入黏膜和黏膜下层可刺激肥大细胞释放组胺，后者又刺激分泌胃酸和胃蛋白酶，最终导致胃黏膜炎症、糜烂、出血。胆汁与胰液混合后，胆汁中的卵磷脂与胰液中的磷酸酯酶A起作用而转化为溶血卵磷脂，如反流入胃，也可造成胃黏膜屏障的损害。

21. 什么是胃黏膜防御屏障

正常情况下，各种食物的理化因素和酸性胃液的消化作用均不能损害胃黏膜而导致溃疡，是因为正常胃黏膜具有良好的防御功能,即胃黏膜防御屏障,包括黏液－碳酸氢盐屏障,胃黏膜屏障，胃黏膜血流，防御细胞及黏膜保护、修复因子。

（1）黏液－碳酸氢盐屏障：由胃黏膜上皮表面覆盖的富含 HCO_3^- 的不可溶性黏液凝胶构成，由上皮细胞和胃腺黏液细胞分泌，厚 0.25 ～ 0.5 毫米，在细胞表面形成一非流动层。其作用有：①润滑作用，促进食物在胃内移动，缓冲食物对胃的机械损伤。②起隔离和抑制胃蛋白酶活性及中和氢离子的作用，防止胃酸和胃蛋白酶对黏膜的自身消化。正常时，胃酸和黏液－碳酸氢盐屏障保持动态平衡，若胃酸分泌过多，或黏液产生减少，屏障受损，导致黏膜自身消化，可形成胃溃疡。

（2）胃黏膜屏障：在胃腔和胃黏膜间隙存在一道十分严密的屏障，称为胃黏膜屏障，它是由上皮顶部细胞膜和相邻细胞间的紧密连接构成的。在正常情况下，此屏障可阻止胃腔中的氢离子顺浓度差向黏膜内扩散而侵蚀黏膜层，防止酸度极高的胃液损伤胃黏膜。某些物质或药物，如阿司匹林、吲哚美辛、乙醇、醋酸和胆酸等，可破坏胃黏膜屏障。此屏障一旦受到损伤，则氢离子便会迅速向黏膜内侵袭，引起一系列病理过程，导致黏膜水肿、出血，甚至坏死，形成溃疡。

（3）胃黏膜血流：包括体液、血液、神经递质及黏膜的微循环，参与维持胃黏膜的结构功能与更新，促进胃黏液的生成与分泌，并能局部代谢有害物质，有助于维持局部酸碱平衡。交感神经兴奋时，黏膜血流灌注降低，易导致黏膜损伤。

（4）防御细胞：在胃黏膜下的固有层，有巨噬细胞、肥大细胞等炎症细胞作为警戒细胞，可感知外来物质进入黏膜，释放炎性介质，增加粒细胞浸润，引起局部炎症反应，抗御外来物质的侵入。炎症反应既有防御作用，而其产生的氧自由基又有损伤作用。

（5）黏膜保护、修复因子：主要是指胃黏膜合成的与黏膜保护、修复有关的细胞因子。前列腺素刺激黏液和碳酸氢盐分泌，增加黏膜血流，促进损伤后黏膜修复，减少炎症介质释放；上皮生长因子，促进黏膜细胞蛋白质合成，加快黏膜的再生和修复，对胃上皮有营养作用，增加胃黏膜血流量，对黏膜细胞有保护作用。此外，溃疡愈合过程中，局部成纤维细胞、成纤维生长因子也参与了黏膜的修复。

22. 胃黏膜修复有哪些特点

胃黏膜细胞是不断更新的，在再生与丧失中保持平衡，正常人胃上皮细胞更新一次约需 3 天，在溃疡愈合时，细胞更新加快，利于损伤黏膜的修复。胃黏膜对轻微损伤的反应是其上皮层的脱落，继之以再生。其再生过程可与胚胎期胃黏膜发生时的一系列情况相似。在伤口边缘的未分化细胞先发生增殖，形成上皮膜，上皮膜移动并覆盖伤口。然后，上皮凹陷形成胃小凹和胃腺，进而分化成各种腺细胞或上皮细胞。在胃溃疡的再生修复中，从溃疡边缘向中心部伸出一层再生上皮，其中可见有丝分裂，分裂后的细胞胞体较大，有大的核仁，游离核糖体丰富，细胞内的小器官不发达，看不见黏液颗粒，呈未分化细胞特征。紧靠边的细胞向黏液细胞分化，在细胞顶部可见少数黏液颗粒，高尔基复合体也明显可见，随后细胞变高，黏液颗粒增加，向表面上皮细胞分化。

23. 导致消化性溃疡的因素有哪些

消化性溃疡的发生是损害因子与防御因子失衡的结果，其损害因素包括胃酸与胃蛋白酶、幽门螺杆菌、损害胃的药物、胆汁反流及吸烟、精神因素等，当这些损害因素过强时则可导致溃疡的发生。

（1）胃酸与胃蛋白酶：所有消化性溃疡发生在组织浸浴于酸性胃液的部位，这是它的共同特点。因而人们就联想到，化学性刺激对溃疡的发生起着重要作用。动物实验也证明，不论采用持续滴注酸性溶液入胃的方法，还是采用持续兴奋胃酸分泌的方法，高酸作用下均可产生胃溃疡。“无酸即无溃疡”这句老生常谈的话，曾首先由Schwartz（1910）提出，看来目前仍然是相当有理的。无数资料表明，消化性溃疡基本上不发生在缺酸状态之下，近年也有报道，游离盐酸仍然是溃疡形成的主要因素，除非最大酸排量（MAO）＞12毫摩/小时，否则不至于发生十二指肠溃疡。

胃蛋白酶是一种蛋白质消化酶，对溃疡形成也有重要的作用。没有胃蛋白酶大概不会发生消化性溃疡。但胃蛋白酶的致溃疡作用毕竟不如盐酸。胃液pH值增高时减弱胃蛋白酶的活性，并使之失效。胃蛋白酶的前身物质是胃蛋白酶原，它在pH值＜5才开始转化为胃蛋白酶。胃蛋白酶在pH值

1.8～3.5之间具有最佳的活性。由于胃蛋白酶原须被盐酸激活之后，才与盐酸一起发挥致溃疡作用，因而胃酸的存在是溃疡形成的首要因素。

（2）幽门螺杆菌：幽门螺杆菌在消化性溃疡发病机制中占有重要地位，这是各国胃肠病学家所公认的，无可怀疑的。近年来，胃肠病学界中盛行着“无幽门螺杆菌便无溃疡”的新论点，他们认为消化性溃疡是一种感染性疾病。他们的主要依据是溃疡与幽门螺杆菌密切相关，幽门螺杆菌感染在十二指肠溃疡中的检出率高达95%～100%，并且根除幽门螺杆菌后可减少溃疡的复发。

（3）药物因素：除上述的胃酸与胃蛋白酶之外，有些药物也有致溃疡作用。Grossman曾报道服用阿司匹林治疗的患者，其胃溃疡的发生率为对照组的3倍。但阿司匹林与十二指肠溃疡的关系则不甚清楚。糖皮质激素与非甾体类抗炎药均被认为与消化性溃疡的发病有关。

（4）胆汁：胃溃疡患者常有胃排空延缓和幽门括约肌功能失常。幽门松弛易致十二指肠胆汁反流增加。已知胆酸盐为去污剂，反流的胆汁不但可溶解黏着于黏膜上的黏液，高浓度的胆酸盐、溶血卵磷脂还可对细胞膜产生毒性，直接损伤胃黏膜屏障，导致胃溃疡形成。

（5）其他损害因素：食物、吸烟及精神因素等，均可损伤胃及十二指肠黏膜，促进溃疡的发生。

24. 导致胃酸分泌增多的因素有哪些

胃酸的正常分泌可以帮助消化，但如果胃酸过多反而会伤及胃、十二指肠，造成胃溃疡或十二指肠溃疡等疾病，因此应该引起高度重视。以下因素常导致胃酸分泌增多。

(1)壁细胞数量增多：正常人胃黏膜约有10亿个壁细胞，十二指肠溃疡者的平均壁细胞数量为19亿个，显著高于正常人。壁细胞数量的增多可能是由于遗传因素和（或）胃酸分泌刺激物（如胃泌素）长期作用的结果。

（2）壁细胞对刺激物质的敏感性增强：即使壁细胞总数正常，也可因壁细胞对刺激物质的敏感性增强而导致高胃酸分泌。

（3）胃酸分泌正常反馈抑制机制缺陷：正常人胃窦部G细胞分泌胃泌素的功能受到胃液pH的负反馈调节，当胃窦部pH值降低到2.5以下时，G细胞分泌胃泌素的功能受到明显的抑制。此外，当食糜进入到十二指肠后，胃酸和食糜刺激十二指肠和小肠黏膜释放胰泌素、肠抑胃肽、胆囊收缩素等，这些物质有抑制胃酸分泌作用。这一反馈机制存在缺陷或被破坏，则导致胃酸高分泌，如胃潴留、幽门螺杆菌感染等，是由于胃酸分泌正常反馈抑制机制被破坏所致。

（4）迷走神经张力增高：迷走神经释放乙酰胆碱，后者有刺激壁细胞分泌盐酸和刺激G细胞分泌胃泌素的作用。长时间或长期的精神紧张、过度疲劳、情绪不佳，会使大脑皮质功能紊乱，不能很好地管辖胃酸分泌的神经，最终导致胃酸分泌增多。

（5）饮食因素：饮食不当，如进食太甜、太辣、太咸、太酸、太冷、太烫的食物，都可刺激胃酸分泌增加。某些粗粮、红薯、马铃薯等含多量淀粉、糖、酸等，也会刺激胃产生大量胃酸。

（6）药物因素：长期服用非甾体类抗炎药可通过干扰花

生四烯酸代谢、启动脂质过氧化及直接刺激胃窦部停留时间过长，食糜的直接刺激及牵张反射均可使壁细胞分泌胃酸增加，引起胃黏膜损害。

25. 正常人的胃酸分泌是如何调节的

正常人的基础胃酸分泌量为0～5毫摩/小时，空腹时胃酸分泌具有昼夜节律性，上午5～11时胃酸分泌量最低，下午6时以后胃酸分泌量逐渐增加，决定基础胃酸的因素目前尚不完全清楚，一般情况下胃酸分泌的调节机制有3种。

（1）神经和旁分泌调节：现已证实，促使胃酸分泌的神经兴奋作用通过胆碱能神经元影响胃黏膜内D细胞，使生长抑素分泌减少，间接抑制酸分泌。非胆碱能神经元的神经递质蛙皮素兴奋可引起生长抑素分泌增加，进而引起胃酸分泌减少。生长抑素分泌尚受胃内酸化的影响，胃酸增高时，反馈性促进生长抑素分泌增加，进而抑制酸分泌。

（2）激素调节：胃泌素是胃酸分泌的主要兴奋性激素，由胃窦G细胞分泌。胃泌素不仅是胃酸分泌的强有力的兴奋剂，而且对壁细胞、主细胞和肠嗜铬细胞具有营养作用。有证据表明，胃泌素分泌受两种独立的壁内神经元所调节。

①胆碱能神经元引起生长抑素分泌抑制，间接引起胃泌素分泌增加。

②非胆碱能神经元通过释放蛙皮素，直接刺激胃泌素分泌。说明乙酰胆碱和蛙皮素是胃泌素壁内调节机制中两个主要递质。胃泌素的分泌也受食物的影响，蛋白质尤其是部分消化蛋白，能兴奋胆碱能和非胆碱能神经元，促进胃泌素分

泌，抑制生长抑素分泌。氨基酸尤其是苯丙氨酸和色氨酸，尚能直接刺激胃窦G细胞分泌胃泌素。许多食物如咖啡、可可、啤酒、酒精等，均能刺激胃泌素和胃酸的分泌。胃泌素分泌还受胃窦酸度所调节，胃酸增加时胃泌素分泌减少。该作用能通过兴奋生长抑素分泌而实现。应用 H^+-K^+-ATP 抑制药奥美拉唑长期和完全抑制酸分泌，可引起G细胞增生，使血清胃泌素升高。

胃酸分泌的抑制性激素有胰泌素、生长抑素、神经降压素、抑胃肽等。

（3）中枢调节：看见、嗅到、尝到，甚至想到食物均可激发兴奋性或抑制性中枢神经系统，从而调节胃酸分泌。

三者的共同作用使胃酸分泌能最大限度地适应人体的生理需要，而调节失常则可导致胃酸分泌异常——亢进或减少。

26. 什么是 H^+-K^+-ATP 酶

严格来讲 H^+-K^+-ATP 酶只是质子泵的一种，质子泵有三类：分别是 P-type、V-type、F-type。

（1）P-type：载体蛋白利用ATP使自身磷酸化，发生构象的改变来转移质子或其他离子，如细胞膜上的 H^+-K^+-ATP 酶等。

（2）V-type：位于小泡的膜上，由许多亚基构成，水解ATP产生能量，但不发生自身磷酸化，位于溶酶体膜，动物细胞的内噬体、高尔基体的囊泡膜上。

（3）F-type：有许多亚基构成的管状结构，H^+ 沿浓度梯度运动，所释放的热能与ATP合成耦联，所以也叫ATP合酶，F是氧化磷酸化或光合磷酸化耦联因子的缩写。F型质子泵位于细菌质膜和叶绿体的类囊体膜上，其不仅可以利用质子动力势将ADP转化为ATP，也可以利用水解ATP释放的能量转移质子。

其中经常把胃H^+、K^+-ATP酶又称质子泵，它位于壁细胞分泌小管膜上，壁细胞分泌胃酸的最终环节，其功能是泵出H^+（质子），使之进入胃黏膜腔，提高胃内的酸度，作为交换，将K^+和Cl^-同时排到胃腔内，总的结果是保持胃内的HCl水平。

质子泵是一个异二聚体，由两个亚单位组成，较大分子结构的为亚单位a，也称催化亚基，由1 033～1 035个氨基酸组成，占整个质子泵分子的75%左右，它与ATP酶连接并将后者水解，发挥质子泵的催化和转运氢、钾离子的功能；另一个较小的单链多肽，为亚单位b，也称糖基化亚基，由291个氨基酸所组成。

H^+-K^+交换是壁细胞质子泵区别于体内任何其他细胞上的质子泵的显著特征。H^+-K^+-ATP酶每催化一分子的ATP分解为ADP和磷酸所释放的能量，可驱动一个H^+从壁细胞浆进入分泌小管腔和一个K^+从小管腔进入细胞浆。H^+的分泌必须在分泌小管内存在足够浓度的K^+的条件下才能进行。

27. 为什么说胃酸是导致消化性溃疡的原因

胃酸是导致溃疡发生的重要原因，有如下依据。

（1）溃疡的发生与胃酸密切相关：长久以来，人们一直认为胃酸是溃疡发生的必需条件，因此1910年Schwartz提出的“无酸无溃疡”的设想，直到今天，这一认识仍在溃疡的发病机制中占据重要地位。

（2）溃疡发生于与酸接触的部位：凡与胃酸接触的部位均可发生溃疡，包括食管下段、胃、十二指肠、胃－空肠吻合术后的吻合口及其附近的肠袢、含有异位胃黏膜的Meckel憩室等。其中99%的溃疡发生在胃和十二指肠，故有的将消化性溃疡又称作“胃、十二指肠溃疡”。

（3）抑酸治疗能使溃疡愈合：不管溃疡发生的起始原因如何，通过抑酸治疗，多数溃疡能够愈合，从而也就证实胃酸与溃疡密切相关。

28. 幽门螺杆菌是一种怎样的细菌

20世纪80年代，澳大利亚学者巴里·马歇尔（Barry J. Marshall）和罗宾·沃伦（J. Robin Warren）首次报道从人胃黏膜中分离出一种“未鉴定的弯曲状杆菌”，并证明这种细菌的存在确实与胃炎相关。此外，他们还发现，这种细菌还存在于所有十二指肠溃疡患者及大多数胃溃疡患者和约50%胃癌患者的胃黏膜中，从而引起了医学界广泛关注和深入研究。1989年，正式将这种细菌命名为“幽门螺杆菌”。此二人因此获得2005年的诺贝尔生理学和医学奖。

幽门螺杆菌为革兰染色阴性菌，微需氧细菌，环境氧要求5%～8%，在大气或绝对厌氧环境下不能生长。幽门螺杆菌呈螺旋形弯曲的细菌，长2.5～4.0微米，宽0.5～1.0

微米，末端钝圆，另一端有2～6条带鞘的鞭毛，鞭毛在运动中起推进器作用，在定居过程中起抛锚作用（图5）。

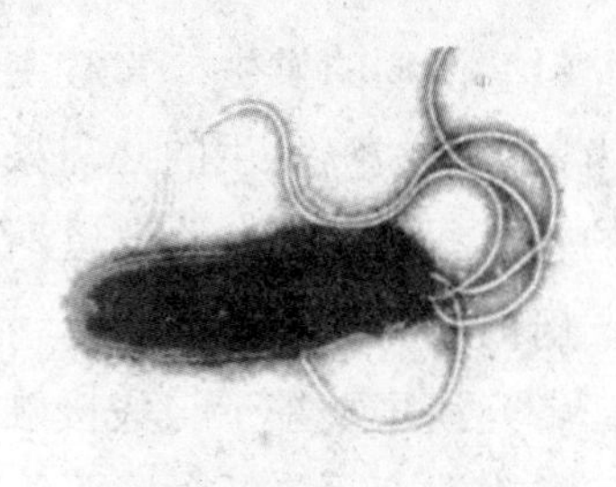

图5 幽门螺杆菌（悬滴负染标本透射电镜照片 ×48000）

幽门螺杆菌进入胃后，借助菌体一侧的鞭毛提供动力穿过黏液层。到达上皮表面后，通过黏附素牢牢地与上皮细胞连接在一起，避免随食物一起被胃排空。并分泌过氧化物歧化酶（SOD）和过氧化氢酶，以保护其不受中性粒细胞的杀伤。幽门螺杆菌富含尿素酶，通过尿素酶水解尿素产生氨，在菌体周围形成“氨云”保护层，以抵抗胃酸的杀灭作用。

幽门螺杆菌感染是慢性活动性胃炎、消化性溃疡、胃黏膜相关淋巴组织淋巴瘤（MALT）和胃癌的主要致病因素。1994年世界卫生组织/国际癌症研究机构（WHO/IARC）将幽门螺杆菌定为Ⅰ类致癌原。

29. 为什么说幽门螺杆菌是导致消化性溃疡的重要病因

越来越多的证据表明，幽门螺杆菌是导致溃疡的重要病因，主要证据有以下几点。

（1）消化性溃疡有较高的幽门螺杆菌检出率：胃溃疡中检出率在70%以上，十二指肠溃疡在90%～100%，幽门螺杆菌感染者发生十二指肠溃疡的危险性是未感染者的20倍。

（2）抗幽门螺杆菌治疗可治愈溃疡：大量临床研究表明，根除幽门螺杆菌可加速溃疡愈合，单纯抗幽门螺杆菌治疗即可使溃疡愈合。

（3）根除幽门螺杆菌后溃疡复发率明显降低：消化性溃疡是一种慢性病，具有自行缓解和反复发作的特点。20 世纪 70 年代，H_2 受体拮抗药的应用提高了溃疡的治疗效果，但愈合后的溃疡复发率几乎达 100%；80 年代末，随着质子泵抑制药的问世，绝大多数溃疡者能在较短时间内愈合，然而，愈合后溃疡仍有 50%～90%复发。近年来，由于对幽门螺杆菌的发现及其与溃疡相关性研究取得进展，根除幽门螺杆菌后，溃疡的复发率大大降低，已下降到约 30%。

（4）幽门螺杆菌存在一系列损害黏膜的机制：幽门螺杆菌可产生尿素酶和氨、过氧化氢酶、蛋白水解酶、磷脂酶 A2 和 C 等，这些成分均可导致胃黏膜损伤。

（5）幽门螺杆菌感染增加胃酸分泌：有研究表明，幽门螺杆菌感染者基础胃酸排出量和五肽胃泌素刺激后的高峰酸排出量均高于非感染者。

30．幽门螺杆菌引起消化性溃疡的机制是怎样的

沃伦和马歇尔的研究证实，幽门螺杆菌是一种重要的胃黏膜攻击因子，损伤局部的胃黏膜，增加侵袭因素胃泌素和胃酸的分泌，削弱黏膜的防御和修复机制，导致消化性溃疡的形成。

（1）直接侵袭作用：幽门螺杆菌在胃内定居、运动，可

破坏胃黏膜，其尿素酶催化尿素分解成氨，能降低黏液中蛋白的含量，直接破坏黏膜的完整性，削弱屏障功能，氨还可干扰细胞热能代谢，造成细胞变性。螺杆菌能与胃上皮细胞特异性的黏附受体结合，使毒素直接作用于上皮细胞，破坏胃黏膜。

（2）免疫介导作用：幽门螺杆菌含有许多毒素，如空泡细胞毒素A和细胞毒相关基因A、脂多糖等，这些因素诱发黏膜炎症，激发机体免疫反应。空泡细胞毒素是一种87kDa的蛋白，因可使胃上皮细胞产生空泡而得名，存在于所有的螺杆菌菌株基因中。细胞毒相关基因A编码的蛋白质分子量为128kDa，具有非细胞毒和致免疫的特点。脂多糖具有内毒素的特征，抑制粘连蛋白与胃上皮细胞上的受体结合，从而破坏黏膜的完整性。通过各种致病因素的作用，产生一系列炎症介质，直接损伤胃黏膜，刺激各类细胞因子的分泌，引起黏膜的免疫反应。

（3）增加胃酸分泌：有研究表明，幽门螺杆菌感染者的基础胃酸排出量和五肽胃泌素刺激后的高峰酸排出量均高于非感染者，原因有三：

①幽门螺杆菌分解尿素产生氨，形成碱性微环境，使胃酸对G细胞释放胃泌素的反馈作用减弱。

②幽门螺杆菌主要定居在胃窦部，引起胃窦部炎症，一些炎性介质直接刺激G细胞释放胃泌素。

③幽门螺杆菌引起的炎症和组织损伤使胃窦部的D细胞数量减少，影响生长抑素产生，从而抑制了壁细胞的功能，G细胞代偿性分泌增加。

31. 幽门螺杆菌的流行病学如何

（1）流行与地区有关：流行病学研究表明，幽门螺杆菌感染了世界范围内一半以上的人口，其发病率各个国家不同，甚至同一国家的不同地区也不相同。目前，已知发病率的高低与社会经济水平、人口密集程度、公共卫生条件，以及水源供应有较密切的关系。一般来讲，经济状况越差，居住越拥挤、文化程度越低，幽门螺杆菌的感染就越高。在亚洲地区，中国内地、中国香港、越南、印度等少年幽门螺杆菌的感染率分别为60%、50%、40%、70%。

（2）流行与季节有关：有报道指出，幽门螺杆菌的感染有明显的季节分布特征，以7～8月份为高峰。

（3）与病种有关：慢性胃炎患者的胃黏膜活检标本中幽门螺杆菌检出率可达80%～90%，而消化性溃疡患者更高，可达95%以上，甚至接近100%。胃癌由于局部上皮细胞已发生异化，因此检出率高低报道不一。

（4）与年龄有关：在自然人群中新生儿血清中抗幽门螺杆菌-IgG水平很高，接近成人水平，可能从母体获得被动免疫抗体之故，半年后迅速下降。对正常人群的大量血清流行病学调查资料显示，幽门螺杆菌感染率随年龄上升的模式有两大类。第一类为儿童期易感型，儿童期为感染率剧增期，每年以3%～10%甚至更高的速度急剧上升，至10岁有40%～60%以上的人受感染，以后感染速度减慢，每年以0.5%～1%速度缓增，至50岁左右感染率基本上不增，进入平坦期，70岁以上由于免疫功能下降，血清法检测可见阳性率下降，但不代表感染率真正下降，发展中国家包括我国属这一类型。第二类为感染均衡型，感染率随年龄增长在儿童和成年期基本一致，以每年0.5%～1%速度上升，有些地区50岁以后感染率非但不进入平坦期，而且还明显增高，这代人在儿童期受感染，把高感染率带到现在，发达国家属这一类型。

（5）我国幽门螺杆菌感染情况：2001～2004年，由我国幽门螺杆菌协作组组织了全国幽门螺杆菌流行病学调查，涉及全国包括北京、上海、河南、湖南、黑龙江、山西、陕西、甘肃、四川、云南、贵州、江西、广东、广西、江苏、浙江、安徽、福建、海南、山东、宁夏、西藏等23个省市40多个中心，累计32 000多人的大规模自然人群幽门螺杆菌感染的流行病学调查。结果显示，全国各地幽门螺杆菌感染率存在很大差异，我国幽门螺杆菌感染率为40%～90%，平均59%，幽门螺杆菌感染最低的地区是广东，为40%；最高的地区是西藏，为90%。我国幽门螺杆菌的现症感染率为42%～64%，平均55%，现症感染率最低的地区是广东，为42%；最高的地区是陕西，为64%。

32. 幽门螺杆菌是如何传染的

幽门螺杆菌的传播途径尚未完全明了，目前认为，患者可能是幽门螺杆菌的主要来源，人是主要传染源，人-人传播是主要的传播方式。主要的传播途径有以下几方面。

（1）粪-口传播：幽门螺杆菌虽定居于胃中，但胃黏膜脱落时，幽门螺杆菌必随之脱落，并通过粪便排出，污染食物和水源，传播感染。近年来，通过PCR技术在人的粪便中检测到幽门螺杆菌的DNA片段，并从大便中成功分离出幽门螺杆菌，均支持幽门螺杆菌可能通过粪－口传播。

（2）口－口传播：幽门螺杆菌能定植在牙斑中，成为长期的传染源。已有报道称从牙斑中检测到幽门螺杆菌，这为其口－口传播提供了病原学证据。有研究证实，母亲通过咀嚼食物后喂养幼儿，幽门螺杆菌感染的危险系数为非咀嚼喂养幼儿的2.9倍，从有互舔习性的猎犬研究发现，幽门螺杆菌可从感染的幼犬传播到未感染的幼犬。

（3）胃－口传播：幽门螺杆菌存在于胃液内，若有胃液反流或呕吐时，幽门螺杆菌可进入口腔，经唾液或呕吐物传播。尤其是急性感染期的传播，常从呕吐物中传播到人。

（4）医源性传播：很多地方存在医源性传播幽门螺杆菌的可能。胃镜检查是引起幽门螺杆菌感染的重要途径，国内研究表明，从胃镜的吸引阀、活检孔道及活检钳上分离出了幽门螺杆菌。据研究，常规清洗不易将幽门螺杆菌清除，75％酒精不能将幽门螺杆菌杀灭，应用戊二醛浸泡可将其杀灭。因此，在消毒不严的情况下极有可能导致幽门螺杆菌传染。此外，其他可引起幽门螺杆菌医源性传播的还包括口腔科、儿科、婴儿室等。医护人员是医源性感染幽门螺杆菌的高危人群，且以从事内镜工作人员的危险性最高。

（5）动物源性传播：幽门螺杆菌很可能对人和某些种属动物具有感染性，人可能通过与动物的接触或通过食用动物源性食物而感染。目前，已从恒河猴、狒狒、猴子、猫、猪等动物中发现有幽门螺杆菌的存在，但这些动物体内的幽门螺杆菌是否直接或间接传播到人类，尚无具有说服力的证据。

33．幽门螺杆菌与消化性溃疡的并发症有怎样的相关性

幽门螺杆菌的存在增加了溃疡出现并发症的风险。大量的研究表明，对合并有幽门螺杆菌感染的消化性溃疡同时给予根除幽门螺杆菌治疗，不仅可以降低溃疡的复发率，而且还能明显降低溃疡并发出血的再发生率，对消化性溃疡的远期疗效有积极作用。一项总结回顾性研究显示，在预防消化性溃疡引起的再出血方面，根除幽门螺杆菌治疗比单纯的抑制胃酸分泌的维持治疗更有效。根除幽门螺杆菌可减少溃疡复发，同样对减少溃疡并发穿孔、幽门梗阻有积极作用，尤其对幽门梗阻的发生意义重大，因幽门梗阻常发生于幽门附近溃疡的反复发生与愈合，避免了溃疡的复发，也就减少了幽门梗阻发生的可能性。幽门螺杆菌感染使溃疡癌变的几率增加，因为幽门螺杆菌本身与胃癌的发生密切相关。

34．胃溃疡与慢性胃炎有因果关系吗

胃溃疡与慢性胃炎之间存在因果关系，即在慢性胃炎的基础上易导致溃疡的发生。胃炎包括浅表性胃炎、糜烂性胃炎及萎缩性胃炎，其与溃疡的性质是一致的，所不同的是对胃黏膜的损伤程度不一样，慢性胃炎的损伤限于黏膜层，进一步损伤超过黏膜层则形成溃疡。两者有共同的病因，如幽门螺杆菌、胃酸等，这些病因既可导致慢性胃炎，也可导致胃溃疡，理论上是先从胃炎开始，损害加重则出现溃疡。因为长期慢性胃炎导致胃黏膜变薄，防御下降，所以容易导致胃酸的侵袭而形成溃疡。

35. 萎缩性胃炎病人会患胃溃疡吗

萎缩性胃炎是固有腺体的减少，酸分泌减少，理论上应不会出现胃溃疡。但在临床上，萎缩性胃炎与胃溃疡并见的患者不在少数，说明萎缩性胃炎亦可患胃溃疡。萎缩性胃炎分为胃体萎缩性胃炎和胃窦萎缩性胃炎两种，胃体萎缩性胃炎与自身免疫有关。由于胃酸分泌主要在胃体，由胃体的B细胞分泌，因此胃体萎缩性胃炎胃酸分泌减少，溃疡的发生亦较少。胃窦萎缩性胃炎主要表现为胃窦黏膜腺体萎缩，而胃体黏膜基本正常，因此胃窦萎缩性胃炎患者的胃酸分泌是正常的，当有形成溃疡的损害因素时，即可导致溃疡。由于我国的萎缩性胃炎主要是胃窦萎缩性胃炎，因此萎缩性胃炎与胃溃疡同时存在就不足为怪了。

36. 什么是胃黏膜糜烂，其与胃溃疡的关系怎样

胃黏膜糜烂是指局限于胃黏膜有黏膜破损，可发生于胃窦、胃体或全胃。非甾体类抗炎药、烈性酒，以及应激状态如严重创伤、大手术、休克等可破坏胃黏膜屏障，引起氢离子、胃蛋白酶的反渗，造成胃黏膜损伤，发生胃黏膜糜烂。胃黏膜糜烂常伴有出血，称糜烂出血性胃炎。糜烂与溃疡的性质是一致的，所不同的是对胃黏膜的损伤程度不一样，糜烂损伤仅限于黏膜层，进一步损伤超过黏膜层时，部分糜烂可发展为溃疡。也有人认为，糜烂是胃溃疡的早期阶段或前期阶段。需要指出的是，糜烂性胃炎是一种独立的疾病，并不是所有的糜烂都发展为胃溃疡。

37. 哪些人易患消化性溃疡

所有人都有患消化性溃疡的可能，以下人群更易患消化性溃疡。

（1）亲属中有患消化性溃疡的病人。研究表明，这类人的溃疡发病率高于其他人。

（2）O型血的人。研究表明，O型血的人十二指肠溃疡发病率高于其他血型的人。

（3）性格内向、情绪焦虑的人。

（4）饮食不规律的人，如司机溃疡病的发病率较高。

（5）吸烟、喝酒的人。研究表明，吸烟、喝酒的人溃疡发病率明显高于不吸烟、不喝酒的人。

(6)男性。研究表明,十二指肠溃疡病人中男性多于女性。

（7）有幽门螺旋杆菌感染者。

（8）长期服用非甾体类抗炎药、肾上腺皮质激素、降压药物（如利舍平）者，易发生消化性溃疡。

（9）患有某些慢性病的人，如肝硬化、慢性阻塞性肺部疾病、风湿性关节炎、尿毒症、原发性甲状旁腺功能亢进症、胃泌素瘤等，易患消化性溃疡。

38. 慢性阻塞性肺病为什么易患消化性溃疡

有研究表明，慢性阻塞性肺病患者患消化性溃疡是同时期对照人群的6倍，并且溃疡的并发症是正常人群的10倍。其原因如下：

（1）长期缺氧和高碳酸血症，致胃黏膜淤血，胃壁细胞碳酸酐酶活性增强，胃酸分泌增加。

（2）由于胃黏膜缺血、缺氧，使细胞通透性增加，促使胃内 H^+ 反向弥散，破坏胃黏膜屏障。

（3）患者可能服用糖皮质激素、氨茶碱等药物，加重了胃黏膜的负担和损伤，导致黏膜糜烂，甚至溃疡。

39. 肝硬化病人为什么易患消化性溃疡

（1）黏膜微循环障碍：肝硬化出现门脉高压时，上消化道黏膜下静脉、毛细血管阻塞性扩张、淤血，微循环障碍，能量代谢紊乱，使黏膜缺乏营养，细胞坏死，形成糜烂、溃疡、出血性病变。因此认为与慢性静脉淤血造成的缺氧有关。

（2）胃酸作用：肝硬化时胃酸往往增高，当门静脉分流形成后，正常存在于门静脉血液内的促胃酸分泌物质（如组胺、5-羟色胺等）不通过肝脏灭活，而直接流入体循环，使胃酸分泌亢进，引起黏膜的糜烂或溃疡。

（3）内毒素血症：门脉高压时，肠道吸收的内毒素经侧支循环直接进入体循环，引起内毒素血症而导致消化道出血。

（4）肝功能损害：由于有毒物质在体内潴留，可直接破坏黏膜屏障，造成上消化道黏膜的糜烂、溃疡或出血。

（5）感染因素：肝硬化患者机体免疫功能低下，极易发生感染。感染可作为一种应激因素，使机体处于应激状态，出现交感神经兴奋性增高，儿茶酚胺分泌过多，内脏血管收缩，使黏膜血供障碍，易发生溃疡。

（6）肝病时血清白蛋白降低，削弱了胃和十二指肠黏膜的抵抗力和修复能力。

40. 肾功能不全病人为什么易患消化性溃疡

肾功能不全病人易患消化性溃疡，原因如下。

（1）毒素损害：肾功能损害，尤其是在尿毒症期，以尿素氮为主要成分的有毒物质在体内积聚，有的可形成尿素性胃炎，并可直接破坏黏膜屏障，造成上消化道黏膜的糜烂、溃疡或出血。

（2）感染因素：肾功能不全患者机体免疫功能低下，极易发生感染。感染可作为一种应激因素，使机体处于应激状态，出现交感神经兴奋性增高，儿茶酚胺分泌过多，内脏血管收缩，使黏膜血供障碍，易发生溃疡。

（3）修复能力下降：肾功能不全时，可出现明显的贫血及低蛋白血症，削弱了胃和十二指肠黏膜的抵抗力和修复能力。

（4）治疗相关：肾功能不全的早期病人，部分存在肾病综合征而使用大剂量糖皮质激素和免疫抑制药治疗，这样会增加患溃疡的风险。

41. 胃大部切除术后为什么易患消化性溃疡

胃大部切除术后，尤其是远端胃切除术，由于保留了分泌胃酸的胃体，又失去幽门的抗反流作用，故易发生溃疡。

最常见于吻合口溃疡。吻合口溃疡是胃大部切除术后常见的远期并发症，发病率为1%～8%。绝大多数发生在十二指肠溃疡术后。溃疡发生的部位，最多是在接近吻合口的输出空肠黏膜上（65%），其次是吻合口边缘上（30%），少数发生在吻合口输入空肠黏膜上（5%），而在胃侧很少见。吻合口溃疡的原因与原发溃疡相似，80%～90%的吻合口溃疡者仍存在胃酸过高现象。症状与原发溃疡病相似，但疼痛的规律性不明显，在上腹吻合口部位有压痛，胃镜或钡剂检查可确诊。吻合口溃疡一旦形成，发生并发症机会甚多，如出血、穿孔。治疗比较困难，因此预防显得非常必要。预防措施：避免做单纯胃空肠吻合；胃大部切除时胃切除要够多，应争取做胃十二指肠吻合。

42. 甲状旁腺功能亢进症患者为什么易患消化性溃疡

甲状旁腺的主要功能是分泌甲状旁腺素，甲状旁腺素的作用主要是调节骨代谢，使血钙浓度维持在一定水平。甲状旁腺功能亢进症是由于各种原因导致甲状旁腺素分泌过多，引起骨、肾、消化、神经系统等病变及钙磷代谢紊乱的一种疾病。本病好发于女性，男女之比为1∶（2～4），妇女绝经期发病率最高。其导致消化性溃疡高发的主要原因是甲状旁腺素分泌增加后，促使钙的吸收增强，血钙浓度增加，刺激胃泌素和胃酸分泌增加，导致溃疡发生。甲状旁腺功能亢进症患者消化性溃疡的发生率高达15%，明显高于正常人群。

43. 风湿性关节炎病人为什么易患消化性溃疡

风湿性关节炎是一种常见的急性或慢性结缔组织炎症，可反复发作并累及心脏。临床上以关节和肌肉游走性酸楚、重着、疼痛为特征，属变态反应性疾病。风湿性关节炎一般不直接导致消化性溃疡的发生，但风湿性关节炎患者的消化性溃疡的发生率较正常人高，这主要与患者长期服用非甾体类抗炎药有关。非甾体类抗炎药如阿司匹林、布洛芬等，可抑制环氧酶的作用而降低前列腺素对消化道黏膜的保护作用；另外，大部分的非甾体类抗炎药在结构上都属于弱酸，有一定的酸性，对消化道刺激较强，使黏膜细胞受损而诱发溃疡。因此，风湿性关节炎患者要避免溃疡的发生，关键要注意非甾体类抗炎药的用法。患者应该注意不要空腹服用此类药物，而应在餐后或与牛奶同服；同时应给予抑酸药或胃黏膜保护药，以减轻药物对胃的损害；宜从小剂量开始使用，根据病情逐渐调整，以减少药物不良反应。

二、消化性溃疡的诊断

44. 消化性溃疡有什么临床表现

消化性溃疡的临床表现不一，部分患者可无症状，或以出血、穿孔等并发症作为首发症状。一般来讲，消化性溃疡有以下临床表现。

（1）疼痛：上腹部疼痛是本病主要症状，但无疼痛者亦不在少数，特别是老年人溃疡、维持治疗中复发的溃疡。典型消化性溃疡疼痛的特点是中上腹部隐痛、钝痛、胀痛，或烧灼样痛，具有慢性、周期性、节律性之特征。十二指肠溃疡常有饥饿痛，胃溃疡则有餐后痛，可被进食或服用抗酸药所缓解。

（2）其他症状：消化性溃疡除上腹疼痛外，尚可有反酸、嗳气、烧灼感、上腹饱胀、恶心、呕吐、食欲减退等消化不良症状，但这些症状均缺乏特异性。部分症状可能与伴随的慢性胃炎有关。病程较长者可因疼痛或其他消化不良症状影响摄食而出现体重减轻；但亦有少数十二指肠球部溃疡患者因进食可使疼痛暂时减轻，频繁进食而致体重增加。

（3）体征：消化性溃疡缺乏特异性体征。在溃疡活动期，多数患者有上腹部局限性轻压痛，十二指肠溃疡压痛点常偏右。少数患者可因慢性失血或营养不良而有贫血。部分胃溃疡患者的体质较瘦弱。

45. 胃、十二指肠溃疡出现胃痛的特点有哪些

（1）疼痛部位：多位于上腹中部、偏右或偏左。但胃体上部和贲门下部溃疡的疼痛可出现在左上腹部或胸骨、剑突后。胃或十二指肠后壁的溃疡，特别是穿透性溃疡的疼痛可放射至背部。因为空腔内脏的疼痛在体表上的定位一般不十分确切，所以疼痛的部位不一定准确反映溃疡所在的解剖位置。

（2）疼痛性质：疼痛一般较轻而能忍受，但偶尔也有疼痛较重者。溃疡疼痛可表现为隐痛、钝痛、胀痛、烧灼样痛或饥饿样痛。

（3）疼痛节律性：节律性疼痛是消化性溃疡的特征之一，它与进食有关。十二指肠溃疡的疼痛常在两餐之间发生，持续不减直至下餐进食或服用抗酸药后缓解。胃溃疡的疼痛多在餐后1小时内出现，经1～2小时后逐渐缓解，直至下餐进食后再复现上述节律。十二指肠溃疡可发生夜间疼痛，多出现在午夜或凌晨1时左右。胃溃疡夜间疼痛少见。

溃疡性疼痛之所以呈节律性可能与胃酸分泌有关。进食后1小时左右，胃酸分泌开始增多，胃酸刺激溃疡面而引起疼痛。食物对酸有缓冲作用，抗酸药可中和胃酸，因而可暂时减轻疼痛症状。午夜胃酸分泌量高且无食物缓冲，因此患者常在半夜痛醒。但是，对溃疡患者酸与疼痛关系的研究表明，

疼痛症状与胃液 pH 值无明确相关性，提示疼痛原因还涉及胃酸以外的因素，后者可能包括胃蛋白酶、胆盐、胰液、病变区肌张力增高或痉挛。

（4）疼痛的周期性：周期性疼痛是消化性溃疡的又一特征，尤以十二指肠溃疡较为突出。上腹疼痛发作可在持续数天、数周或数月后，继以较长时间的缓解，以后又复发。溃疡一年四季均可复发，但以秋末至春初较冷的季节更为常见。一些患者经过长年累月的发作之后，病情可渐趋严重，表现为发作更频繁，持续时间更长，缓解期缩短。但亦有少数患者经过几年或十几年周期性发作后，复发次数减少，甚至完全停止。

（5）缓解因素：疼痛常因精神刺激、过度疲劳、饮食不慎、药物影响、气候变化等因素诱发或加重；可因休息、进食、服制酸药、以手按压疼痛部位、呕吐等方法而减轻或缓解。

46. 胃溃疡与十二指肠溃疡有什么区别

胃溃疡与十二指肠溃疡同属消化性溃疡，但两者仍有一定的区别。

（1）疼痛特点不同：胃溃疡疼痛多于餐后半小时至 2 小时出现，持续 1 ～ 2 小时，在下次进餐前疼痛已消失，即所谓“餐后痛”。而十二指肠溃疡疼痛多于餐后 3 ～ 4 小时出现，持续至下次进餐，进食后疼痛可减轻或缓解，故叫“空腹痛”，有的也可在夜间出现疼痛，又叫“夜间痛”。

（2）疼痛部位不同：胃溃疡疼痛多位于剑突下正中或偏

左，而十二指肠溃疡的疼痛多位于上腹正中或略偏右。

（3）发病年龄不同：十二指肠溃疡青壮年人易患，胃溃疡老年人易得。故当怀疑某人患溃疡病时，如是青壮年人，应多想到可能是十二指肠溃疡；若是老年人，则应多考虑胃溃疡。

（4）病因不同：胃溃疡的发生主要是防御因子减弱所致，十二指肠溃疡的发生主要是损害因素过强所致。

（5）治疗不同：胃溃疡的治疗以保护胃黏膜为主，疗程6～8周；十二指肠溃疡以抑制胃酸为主，疗程4～6周。

（6）预后不同：胃溃疡可以癌变，而十二指肠溃疡则很少癌变。

47. 为什么有的消化性溃疡患者没有胃痛的节律性

消化性溃疡一般有较明显的节律性，即十二指肠溃疡的疼痛常在两餐之间发生，持续不减直至下餐进食或服用抗酸药后缓解。胃溃疡的疼痛多在餐后1小时内出现，经1～2小时后逐渐缓解，直至下餐进食后再复现。以下情况常导致溃疡患者失去这种节律性。

（1）溃疡穿透：即疼痛变为恒定而持续，且不能为进餐或抗酸药所缓解，或者开始放射至背部，可能是溃疡发生穿透的预兆。

（2）有并发症的溃疡：十二指肠溃疡并发幽门梗阻时，进餐反而使疼痛加剧并伴有呕吐。

（3）合并较重的慢性胃炎：症状因胃炎的影响，常导致患者疼痛无节律性。

（4）复合性溃疡：患者既有胃溃疡的影响又有十二指肠溃疡的影响，疼痛多无明显节律性。

（5）特殊类型溃疡：如幽门管溃疡、巨大溃疡、穿透性溃疡等，常缺乏疼痛的节律性。

（6）其他原因：不规范的药物干预，也可使溃疡疼痛的节律性发生改变。

48. 消化性溃疡为何夜间痛

消化性溃疡患者常表现为夜间痛，尤其是十二指肠溃疡，夜间痛是其特点，午夜痛醒常提示病人患有十二指肠溃疡。溃疡的发生是由于胃酸分泌过多所致，患者出现疼痛也与胃酸对溃疡面的刺激有关。夜间睡眠时，迷走神经持续兴奋，导致胃酸分泌过多，加之午夜胃内食物已大部分排空而进入肠道，不能再有效地稀释胃酸，胃酸对溃疡面的刺激加强，使局部肌张力增高或痉挛而引起疼痛。

49. 胃、十二指肠溃疡出现胃痛的机制是什么

溃疡引起胃痛的机制尚不十分清楚，从临床看，食物或制酸药能稀释或中和胃酸，呕吐或抽出胃液能去除胃内酸性胃液的刺激，均可使胃痛缓解，提示疼痛的可能机制有：①胃酸对溃疡面的刺激作用。②胃酸作用于溃疡，引起化学性炎症反应，以致溃疡壁和基底部神经末梢的痛阈降低。③病变区肌张力增强或痉挛，引起或加重疼痛。

50. 什么是无痛性溃疡，其有何临床特点

有些病人虽有胃黏膜溃疡，却缺乏上腹部节律性疼痛的症状，临床上把它叫做无痛性溃疡。无痛性溃疡有以下临床特点。

（1）老年人多见：无痛性溃疡可出现于任何年龄，但以老年人的发病率高，一般占其中90%以上。老年人无痛性溃疡的病因目前尚不十分清楚，多数专家认为，可能是随着年龄的增长疼痛阈值降低的缘故。

（2）并发症多：因为无明显症状出现，缺乏重视和治疗，患者常因溃疡出现并发症而就诊。常见的并发症有出血、穿孔、幽门梗阻和癌变。由于老年人胃和十二指肠壁的血管硬化，因而出血常突然发生，出血量大，不易停止，往往发生失血性休克，若抢救不及时可危及生命。个别老年患者可因出血较多，血压急骤下降而诱发脑血栓形成和心肌梗死。

当出现无法解释的进行性贫血、食欲减退、体重减轻、疲乏无力等症状的老年人，更应重视。要及时到医院做电子胃镜检查或x线钡剂透视以明确诊断。

51. 消化性溃疡的主要并发症有哪些

溃疡病患者在生活中若不注意劳逸结合，在饮食上冷热饥饱无常，或不坚持服药，容易发生严重的并发症，主要有四种。

（1）出血：出血是溃疡病最常见的并发症，10%～25%的

溃疡病患者曾发生过一次或多次出血。引起出血的常见诱因是精神紧张、过度疲劳、饮食不节、吸烟过度、酗酒或服用刺激性药物等。

（2）穿孔：穿孔是溃疡病最严重的并发症，由于溃疡反复发作，随着病情的发展，溃疡可以深达肌层及浆膜层。此时如果病人不注意休息及饮食，如过饱或饭后剧烈运动，都可能使溃疡穿透浆膜层而引起急性穿孔。

（3）幽门梗阻：十二指肠溃疡和近幽门的胃溃疡可出现幽门梗阻，若反复发作可导致器质性幽门梗阻。器质性幽门梗阻是由于溃疡愈合过程中瘢痕组织收缩所致，此种梗阻惟有通过手术才能根治。

（4）癌变：胃溃疡患者中约有5%可能发生癌变，但十二指肠溃疡不容易转变为癌。长期患胃溃疡的45岁以上的患者，若发现自己有规律的胃痛在最近时期内转成不规则的胃痛，同时食欲减退，无明显诱因而出现显著消瘦、贫血、大便呈黑色或有隐血，经内科治疗1～4周症状无好转时，应考虑到发生癌变的可能，需立即做胃镜或上消化道造影等检查，一旦确诊应尽快手术切除。

52. 消化性溃疡并发上消化道出血时如何诊断

出血是消化性溃疡常见并发症，当发生出血时可通过以下方法作出诊断。

（1）依据临床表现诊断：出血的主要临床表现为黑便或呕血。一般而言，胃溃疡出血可有黑便，也可呕血；而十二指肠溃疡出血则多为黑便。一般出血量在60～75毫升以上，即可解出像柏油样的黑大便，如果出血量大而迅速，其粪便可呈暗红，甚至鲜红色。由于大出血，患者可出现头昏、虚弱、出汗、口渴、皮肤苍白、脉搏细数、血压降低，甚至休克。不少病人可在上厕所排便后起立时突然昏倒在地。因此，溃疡病患者应养成一个习惯，即每次大便后仔细观察大便的颜色，发现大便呈柏油样时，应立即带上少量大便标本去医院检查。

（2）依据化验：①红细胞计数和血红蛋白浓度下降，出现贫血。②呕吐物或粪便隐血试验呈强阳性。③血尿素氮升高，此为肾前性氮质血症，是因血液蛋白分解产物在肠道被吸收引起。④网织红细胞计数增多，失血会刺激造血系统，血细胞增殖活跃，外周血网织红细胞增多。

（3）胃镜检查：胃镜检查是消化性溃疡出血定位、定性诊断的首选方法，可在直视下观察食管、胃、十二指肠，从而判断出血的部位、病因及出血情况。一般主张在出血24～48小时内进行检查，称急诊胃镜检查。急诊胃镜检查最好在生命体征平稳后进行，尽可能先纠正休克，补足血容量，纠正贫血。

（4）放射性核素显像：静脉注射 ^{99m}Tc 标记的自体红细胞后再做腹部扫描，以探测标记物从血管外溢的证据。此方法创伤小，可发现0.05～0.12毫升/分钟活动性出血的部位，可起到初步定位的作用，尤其是对Merkel憩室合并出血者，更有诊断价值。

（5）血管造影：选择性血管造影对消化道出血有定位诊

断作用，并可同时实施栓塞治疗。根据脏器的不同，可选择腹腔动脉、肠系膜动脉进行检查，该项检查最好在活动性出血时进行，即出血速率大于0.5毫升/分钟时才能发现出血病灶。

53. 消化性溃疡并发上消化道大出血时能做胃镜吗

导致上消化道出血的原因很多，除消化性溃疡并发出血外，还可因胃癌、肝硬化食管胃底静脉曲张破裂所致，而胃镜检查是明确上消化道出血病因诊断的首选方法，还可在直视下做止血治疗。镜身柔软，正常操作不会加重出血，因此上消化道大出血应做胃镜检查。有些患者的溃疡较表浅，或因糜烂性胃炎所致，这些病愈合快，若不及时胃镜检查，常找不到出血的原因，故一般主张在出血24～48小时内进行检查，称急诊胃镜检查。急诊胃镜检查最好在患者的生命体征平稳后进行。

54. 消化性溃疡并发出血时为什么呕吐物是咖啡色

溃疡并发出血时，呕吐物有多种变化，这与出血的量、快慢有关。若出血量大，出血后即有呕吐，呕吐物常是鲜红色的；若出血量较少，血液在胃内停留一段时间后再呕出，则呕吐物是咖啡色的。这是由于血红蛋白受胃酸作用，转化为酸化正铁血红蛋白所致，酸化正铁血红蛋白的颜色即是咖啡色的。值得注意的是：胃出血量较少，或十二指肠溃疡并出血时，有时不出现呕吐，而仅出现黑便。呕吐咖啡色的胃液不一定是出血，若在出血前进食了巧克力，或含血液的食物如猪血、猪肝等，呕吐物常是咖啡色的，临床需要区别。

55. 消化性溃疡并发大出血时一定有呕血吗

消化性溃疡并发大出血属上消化道大出血，上消化道大出血一般都会有呕血，或呕咖啡样胃内容物，尤其是出血部位在幽门以上，或者出血量较大、较快时，均有呕血表现。也有的消化性溃疡并发大出血时不出现呕血的，出血部位在幽门以下如十二指肠溃疡并发大出血，血液不逆流入胃，则不出现呕血症状，而只表现为黑便；如果出血量大而迅速，也会有呕血发生。

56. 如何确定大出血已经停止

呕血和黑便是消化性溃疡并发出血的主要表现，虽然大出血停止后患者呕血和黑便也会逐渐消失，但两者均不能作为出血停止的依据。消化性溃疡并发大出血有时不一定有呕血（如十二指肠溃疡并发大出血），小量出血时也不一定有呕血；出血之后，一般都有黑便，但陈旧的血液在肠道会停留几天时间，即出血停止后的几天内仍有可能有黑便排出。下列表现常提示大出血已停止：呕血停止，大便由稀转干，肠鸣音正常；经积极补液后，周围循环衰竭的表现改善，血压平稳；血常规检查，血红蛋白含量、红细胞计数、红细胞比容稳定或有所上升，网织红细胞计数稳定或不再升高；补液与尿量足够的情况下，血尿素氮下降或正常。

57. 消化性溃疡并发上消化道出血时能做上消化道造影检查吗

上消化道造影检查是消化性溃疡的重要诊断方法，但在活动性出血后不宜过早进行钡剂造影检查，原因有二：

（1）上消化道造影检查时，为了让钡剂更好地涂抹于胃黏膜，常用机械手按压患者腹部，并嘱患者做各种翻身动作，因按压腹部有可能引起再出血或加重出血。

（2）溃疡合并出血时，血液常充盈于溃疡表面，不利于钡剂涂抹，影响检查结果。

因此，上消化道出血期间不主张做上消化道造影检查，一般要在出血停止、病情稳定 7 天后才能进行。

58. 消化性溃疡患者为什么平时要经常注意自己的大便颜色

有过消化性溃疡的患者平时要经常注意自己的大便情况，这是因为：

（1）消化性溃疡可并发出血，若并发大出血则有明显的症状，临床容易诊断。若出血量较少，临床症状不明显则容易漏诊，少量出血有可能演变成大出血。

（2）长期少量出血，血液丢失，铁的损耗过多，日久可导致缺铁性贫血。

（3）临床上有约10%的患者为无痛性溃疡，因为无症状而给及时诊断带来不便，若能发现黑便则可为进一步胃镜诊断提供依据。如果发现大便变黑，则有可能并发出血，应留取大便到医院做隐血检查；若大便黑而稀，伴有头晕、心悸、冷汗出，则说明出血量较大，应及时到医院诊治。值得注意的是，某些食物和药物会引起大便颜色改变，含血液的食物如猪血、猪肝等，药物如铋剂、铁剂等常导致大便变黑。

59. 上消化道出血时大便有什么特征性改变

溃疡并发出血时，大便的改变有多种变化，这与出血的量、快慢及肠蠕动情况有关。特征性的大便是柏油样便，大便又黑又亮，且有腥臭味。血液本来是红色，当它进入消化道时，血中血红蛋白的铁与肠道内的硫化物结合产生硫化铁，导致大便呈柏油样黑色。若出血量大，肠道蠕动快，血液在肠道停留时间短，血液未能与肠道内的硫化物结合就排出，则大便为鲜红色的血液，或鲜血与大便混杂而出。

60. 消化性溃疡并发穿孔时如何诊断

一旦溃疡发生穿孔，胃或十二指肠的内容物可以进入腹腔，引起急性腹膜炎及休克。表现为腹部突发刀割样疼痛，腹壁呈板样强直，并有显著的压痛、反跳痛，以及面色苍白、脉搏加快、冷汗出等。若做X线透视检查，患者的膈下有游离气体。如能及早发现，及时治疗，大多可以转危为安，否则后果不堪设想。因此，溃疡病患者一旦发生上述症状时，应立即去医院就诊，并告知医生自己患有溃疡病，以供诊断参考。

61. 消化性溃疡并发穿孔时能做胃镜吗

在行胃镜检查时，为使胃扩张便于观察，要注入较多的气体，若溃疡并发穿孔时，注入的气体会经穿孔处漏入腹腔，加重病情。因此，当溃疡并发穿孔时，禁止胃镜检查。诊断穿孔依据临床表现和腹部X线检查即可。

62. 消化性溃疡并发穿孔时能做上消化道造影检查吗

溃疡并发穿孔时不宜做上消化道造影检查，原因有三：

（1）并发穿孔的患者腹痛较剧，且有腹部保护性位置，不便于各种体位的变换，钡剂不能很好地涂抹于胃黏膜，影响观察。

（2）造影检查的钡剂是液体状，可流动，穿孔时有可能导致钡剂从穿孔处流入腹腔，加重病情，并给后期手术处理带来不便。

（3）上消化道造影检查实际上是气、钡双重造影检查，即在吞钡之前要服用产气剂，在胃内产生多量的气体，便于观察，大量的气体会经穿孔处漏入腹腔，加重病情。

63. 消化性溃疡并发幽门梗阻时如何诊断

（1）临床表现：患者经常感觉上腹部饱胀不适，尤其在餐后更为明显，并反复呕吐，呕吐物为胃内宿食，具有酸臭味。幽门梗阻通常分为功能性及器质性两种。功能性幽门梗阻是由于溃疡周围继发炎症水肿或幽门肌肉痉挛所致。此种梗阻经内科积极治疗，随着溃疡好转，症状大多可以改善。

（2）胃容物抽吸：是判定有无胃潴留的简单可靠方法。如餐后 4 小时仍能抽出胃液 300 毫升以上，或禁食一夜后晨起可抽出胃液 200 毫升以上，提示胃潴留存在。若胃液中混有宿食，则支持幽门梗阻诊断。

（3）X 线检查：腹部 X 线平片可见胀大之胃泡。如行上消化道钡剂造影检查，可明确诊断，且可了解梗阻之性质，但对有严重梗阻之患者，由于胃内有大量食物存留，影响胃之充盈，故常不能判明梗阻之性质。对此类患者可先行胃肠减压，待吸尽胃内容物后再行钡剂检查，常有助于诊断。

（4）胃镜检查：胃镜检查不但可确定梗阻之有无，同时也可确定梗阻之性质，并可做刷洗细胞检查或活体组织检查以明确诊断，如胃潴留影响检查，可在直视下吸引后再行检查。

64. 消化性溃疡引起幽门梗阻的原因有哪些

幽门梗阻是消化性溃疡常见并发症之一，发生率为 5%～10%，十二指肠溃疡、幽门管溃疡、近幽门的胃窦溃疡易于发生幽门梗阻，而近端胃窦、胃体、胃底的溃疡则很难出现幽门梗阻。导致幽门梗阻的原因有三：①由于溃疡的存在，反射性引起幽门痉挛。②溃疡周围组织充血、水肿，波及幽门。③溃疡愈合，瘢痕形成，瘢痕组织收缩，或与周围组织粘连，进而阻塞幽门通道。前两者幽门梗阻是暂时的，经内科治疗可以恢复；后者梗阻是器质性的，需外科手术治疗。

65. 溃疡并发幽门梗阻时能做胃镜检查吗

溃疡并发幽门梗阻时不是胃镜检查的禁忌证，可以进行胃镜检查以了解胃内情况，对幽门梗阻的程度、原因可作出诊断。此外，通过胃镜检查，还能对胃内其他病变如溃疡、胃癌等进行诊断，并可取活组织进行定性诊断。但由于幽门梗阻时胃内有大量的滞留物，不便于观察，故要求在行胃镜检查前禁食一两天，或经胃管抽出胃液，也可用催吐的方法排出胃内容物，以便于胃镜检查。在对幽门梗阻患者行胃镜检查时要注意：①胃内有较多食物残渣时，不要强吸，以免胃镜的腔道堵塞。②在胃镜检查时有可能胃液反流或呕吐，大量胃内容物经食管而出，有可能出现误入气管而引起窒息。③幽门狭窄的程度因人而异，很可能镜身不能通过，当幽门过于狭窄时，不要强行通过，避免造成损伤。

66. 消化性溃疡并发幽门梗阻时能做上消化道钡造影检查吗

溃疡并发幽门梗阻时不宜做上消化道钡造影检查，原因：①上消化道钡造影检查主要是使钡剂涂抹于胃黏膜表面进行观察，幽门梗阻时有大量的胃内容物，不便于钡剂在胃黏膜表面涂抹，影响观察，造成误诊。②钡剂是不吸收的，且是可凝聚的，钡剂有可能与胃内容物混合形成凝块，加上有幽门梗阻，不便于排出。

67. 消化性溃疡的形态特征是怎样的

典型的消化性溃疡常有以下形态特征。

（1）部位：胃溃疡多发生于胃小弯，尤其是胃角，也可见于胃窦或高位胃体，胃大弯和胃底较少见。在组织学上胃溃疡常发生于胃窦幽门腺和胃底胃体腺移行交界处的幽门腺区侧，随着年龄增长幽门腺区沿胃小弯向胃的近端上移扩大，故老年人溃疡有时发生在胃体中上部，称高位溃疡。胃大部切除术后的吻合口溃疡，多发生于吻合口的空肠侧。十二指肠溃疡主要见于球部，约5%可见于球部以下。

（2）数目：消化性溃疡多数是单个发生，少数可有2～3个或多个溃疡并存。

（3）大小：十二指肠溃疡的直径一般小于1厘米；胃溃疡的直径一般小于2.5厘米，大于2.5厘米的巨大溃疡，需与恶性肿瘤鉴别。

（4）形态：典型的溃疡呈圆形或卵圆形，深而壁硬，溃疡边缘常有增厚或充血水肿，溃疡基底光滑，有白色或黄白色苔覆盖。

（5）深度：溃疡深达肌层，但有不同的深度，浅者仅损及黏膜肌层，深者可贯穿肌层，甚至穿孔。

68．活动期消化性溃疡的组织病理特征是怎样的

活动期溃疡，在溃疡的底部由表面向深部依次分为四层：①第一层为急性炎性渗出物，由坏死的细胞、组织碎片和纤维蛋白样物质组成。②第二层以中性粒细胞为主的非特异性细胞浸润所组成。③第三层为肉芽组织层，含有增生的毛细血管、炎症细胞和结缔组织的各种成分。④最底层为纤维样或瘢痕组织层，呈扇形，可扩展到肌层，甚至达浆膜层。溃疡边缘的黏膜有明显的上皮细胞再生和炎症性变化，并可有腺体肠化生。在瘢痕区域内的血管壁变厚，偶有血栓形成。

69．消化性溃疡都要做胃镜检查吗

消化性溃疡的临床表现有时缺乏明显的特征性，根据病人的临床表现只能得出一个初步的诊断。如果要确诊，还需借助于一些特殊检查。临床常用的有胃镜检查和X线钡剂检查，X线钡剂检查尽管在诊断消化性溃疡上有一定的价值，但它是一种间接影像，替代不了胃镜。胃镜检查能了解整个食管、胃和十二指肠的黏膜情况，对于消化性溃疡有确诊价值，它可观察到溃疡的外观，并可以取到病理活检，在显微

镜下可以直接看到是恶性还是良性病变，这种优势是其他任何方法都无法替代的，因此怀疑有消化性溃疡时就应当做胃镜检查。胃镜检查和任何一种检查一样，都有其一定的局限性，当胃镜检查有禁忌证时，则要进行X线钡剂检查，两种检查方法可以起到互相补充的作用。

70. 胃镜下消化性溃疡分几期

目前，胃镜检查是诊断消化性溃疡的最可靠的方法。在做完胃镜后，医生要写一份报告。如果发现有溃疡病，常在报告单写上溃疡是哪一期。胃镜下一般把溃疡病分为三期。

（1）活动期（A期）：此期溃疡面上有厚苔，又称“厚苔期”。A期分为两个不同阶段。A_1期溃疡面苔厚而污秽，周边黏膜充血肿胀，无皱襞集中；A_2期溃疡面苔厚而清洁，周围黏膜肿胀逐渐消失，开始出现向溃疡集中的黏膜皱襞。此期患者必须积极治疗。

（2）愈合期（H期）：此期因苔薄，又叫“薄苔期”。H期分为两个不同阶段。H_1期特征为溃疡缩小，周边有上皮再生，形成红晕，黏膜皱襞向溃疡集中；H_2期溃疡明显缩小，接近愈合。此期患者一般尚需维持治疗。

（3）瘢痕期（S期）：此期已无苔，而形成瘢痕。S期分为两个不同阶段。S_1为红色瘢痕期，溃疡面消失，中央充血，瘢痕呈红色，属不稳定可再发的时期，仍须巩固治疗。S_2期为白色瘢痕期，有浅小凹陷黏膜皱襞向该处集中，颜色与正常黏膜相似，此凹陷可保留很久，以后亦可完全消失，代表溃疡痊愈并稳定。进入此期时一般可停止治疗。

71. 胃镜检查的适应证有哪些

胃镜检查是一项技术性强、诊断价值很高的检查，其适应证包括：

（1）怀疑有胃溃疡、十二指肠溃疡、胃癌，需要进一步确诊者。

（2）有上消化道不适症状，临床上又难以确诊者。

（3）有上消化道症状经钡剂检查未发现病变，但又需进一步检查者。或者X线钡剂检查提示有胃息肉、胃癌等病变不能确定其性质者。

（4）鉴别胃溃疡是良性溃疡还是恶性溃疡。

（5）原因不明的上消化道出血，可在24～48小时内行紧急胃镜检查，确定出血原因，而且还可在胃镜下止血。

（6）具有慢性萎缩性胃炎、慢性肠上皮化生、异型增生（不典型增生），以及怀疑胃溃疡有恶变倾向者，定期复查追踪。

（7）胃溃疡、十二指肠溃疡、慢性胃炎经过治疗后复查。

（8）胃手术后残胃有症状者检查和复查。

（9）胃内有异物（如硬币、钉子）、胃石（多因吃柿子后形成）可在胃镜下用特制网套及钳子取出，或分割处理后排入肠道。

72. 胃镜检查的禁忌证有哪些

胃镜检查一般比较安全，但有以下绝对禁忌证和相对禁忌证。

（1）绝对禁忌证

①有严重的心、肺、脑等疾患，不能耐受胃镜检查者，如严重的心衰、心肌梗死、气胸、脑出血患者等。

②有精神病或智力障碍无法配合检查者。

③口腔、咽部、食管、气管和胃急性炎症期，特别是腐蚀性炎症及化脓性炎症患者。

④怀疑胃肠急性穿孔的病人。

⑤处于休克或昏迷状态的病人。

⑥脊柱严重畸形，食管贲门狭窄、梗阻，胃镜难以插入者。

⑦巨大的胸主动脉瘤者。

（2）相对禁忌证：指一般情况下不宜进行检查，但在各种抢救措施完备，并在加强防范的情况下可考虑慎重进行。

①比较重的冠心病病人、高血压病人，如心绞痛未完全控制者，高血压未稳定者，多需专科医生配合，并于检查前和检查中给予适当的处理和监护，以保证检查顺利进行。

②严重的食管静脉曲张病人，胃镜检查有可能擦破曲张静脉引起出血，故检查要比较慎重，手法应轻柔。

③脊柱弯曲畸形、巨大食管憩室等要慎重。

④精神过度紧张不能合作或拒绝检查者不宜强行检查。

⑤具有传染性肝炎，如乙型肝炎、丙型肝炎或病毒携带者，以及艾滋病病人和病毒携带者，应使用专门的胃镜检查并进行严格的消毒。

73. 胃镜检查的并发症有哪些

多年的临床实践证明，胃镜检查具有很高的安全性，但是也会发生一些并发症。并发症发生的原因可能是胃镜检查指征掌握不严格，操作不慎，个别病人体质异常，或病人不配合检查所致。根据资料统计，并发症的发生率为0.03%～0.2%，严重并发症的发生率为万分之一左右。一般有以下并发症。

（1）下颌关节脱臼，喉头水肿、痉挛，食管贲门黏膜撕裂，腮腺肿大，咽后壁脓肿，咽喉部感染等。

（2）较严重的并发症包括诱发心绞痛、急性心肌梗死、心搏骤停等。

（3）肺部感染主要发生于呕吐剧烈者、大剂量使用镇静药者，多为吸入性肺炎。

（4）低氧血症的发生主要是由于胃镜镜身压迫气道所造成，更易发生于肺功能障碍者。

（5）穿孔则大多由于患者不配合、术者动作粗暴或技术不娴熟而盲目插镜所致。

74. 老年人能耐受胃镜检查吗

胃镜检查没有年龄限制，只要没有严重的心、肺、脑疾病，一般都能耐受。我们曾对许多90岁以上的老年病人进行了胃镜检查，均能顺利完成。其实，老年人咽喉反应较迟钝，内镜检查所致的咽部不适感往往较年轻人小，更易耐受，所以胃镜检查不必过多顾虑年龄问题。同时，老年人胃癌的发病率相对较高，故适时进行胃镜检查对老年病人更有必要。目前有一种更细的经鼻胃镜，由于镜身纤细，可经鼻腔内插入，病人的痛苦和不适大大减少，可酌情选用。

75. 胃镜检查后有哪些注意事项

（1）没进行胃黏膜活检者，胃镜检查后禁食、禁水2小时，2小时后方可进食。之所以如此要求，是因咽喉黏膜麻醉作用消失前进食进水，很有可能误入气管引起呛咳。

（2）胃黏膜活检者，在手术后4小时方可食用流质或者半流质食物，并且不能过烫，忌食生、冷、硬和有刺激性的食物。禁止吸烟、饮酒、喝浓茶和浓咖啡，以免诱发创面出血。

（3）胃溃疡伴有出血的病人，经过止血治疗和黏膜活检后要求禁食4～6小时，接下来进食流质或者半流质食物，同时要服用云南白药等止血药巩固治疗效果。病人要尽快进行抗溃疡治疗，最好可以住院治疗。

（4）检查后1～2日内可能有短暂的咽喉痛与异物感，一般不需特殊处理，很快就会缓解，也可口含碘含片、草珊瑚含片或漱口水以减轻症状。

（5）胃镜活检后或者进行息肉摘除后，要注意观察大便的颜色，如为柏油样便则提示出血，要及时复诊。如果有忽然剧烈腹痛伴板状腹与肌紧张，常提示有胃穿孔可能引起了腹膜炎，要及时返院诊治。

76. 胃镜检查会传播传染病吗

胃镜检查要将胃镜进入到体内，若要做活检，还有可能有出血，因此胃镜检查会有体液及血液接触，理论上说对一些经体液及血液传播的疾病是有可能传染的，这些传染病都可能通过胃镜检查传播。在正规医院检查一般不会因胃镜检查而引起传染病传播，因为正规医院对胃镜检查的患者要进行传染病筛查，常规胃镜检查的病人均是无相关传染病的。再说医院胃镜室都会严格的消毒，而且配备有多条胃镜，做完一个病人，会立即拿去消毒，仪器绝对是已经过消毒的，不会有太大的危险，除非医院消毒工作没做好。因此，为避免因胃镜检查传染疾病，应该到正规医院做检查。

77. 多次胃镜检查会伤害身体吗

有的患者害怕做胃镜，主要是怕做胃镜检查会伤害身体，这种观念是错误的。胃镜检查是很安全的，即使是短时间内多次胃镜检查，对人体也无伤害。人的食管和胃是一开放的自然管道，食管直径约 2 厘米，胃为一舒张性极强的器官，每天都在进食，而胃镜的直径在 0.6 ～ 1.0 厘米，镜身柔软，只要规范操作,循腔进镜,一般不会造成对身体的损伤。当然，胃镜检查是一侵入性检查，会引起患者不适感，有时还会出现并发症，因此要做到合理检查。

78. 胃镜下做黏膜活检会感觉疼痛吗

在做胃镜检查时，医生有时会根据病变需要对可疑病变进行活检，即在内镜直视下用活检钳钳取一小块胃黏膜进行病理检查，以确定病变的性质。胃黏膜活检也是胃镜检查的重要内容之一，胃镜下取活检会不会使患者有疼痛的感觉呢？这是很多患者所关心的问题。活检钳的钳口大小是经过精心设计的，一般只能咬到胃的黏膜层，而不会伤及神经，再说胃肠对锐利快速的切割感不明显，因此患者不会有疼痛的感觉。

79. 胃镜下做黏膜活检对胃有损伤吗

无论是做电子胃镜检查，还是做纤维胃镜检查，在镜下均可做黏膜活检。一般在病变部位取1～6块活组织，由于活检钳钳瓣呈半球形，内径约2毫米，取出的组织很小，深度不超过黏膜肌层，故对黏膜组织损伤不大。虽然活检处暂时可有少量渗血，但一般很快便能自行停止。做活检时，患者一般无感觉，少数患者有轻度牵拉感，并不会增加患者的痛苦，活检后引起出血不止或穿孔的几率极小。为避免此类并发症的发生，患者有凝血不良时要向医生说明，正在服用阿司匹林等抗凝药时也要说明，有以上情况时最好慎重进行活检；同时也要求术者不可在同一处多次进行活检，避免在憩室或溃疡底部做活检。

80. 怎样配合做胃镜以减少痛苦

谈到做胃镜，许多人认为是一项很痛苦的检查。应该说，做胃镜是有一定的痛苦，手指粗的镜子要通过喉咙管进入胃内，对于咽喉部的刺激是很大的，但是只要按照医生的嘱咐做好准备，按照以下方法配合，是可以将这种痛苦减少到最低限度的。

（1）患者对胃镜检查有一个正确认识，不要紧张，在接受检查时听从医护人员的指挥。

（2）当胃镜进入咽喉时，嘱患者做吞咽动作，使胃镜头徐徐插入胃部，如患者出现恶心症状，可嘱患者做深呼吸，鼻腔分泌物多时需协助清理，保持呼吸道通畅。

（3）意念很重要，不要老想着痛苦，将意念转移到其他部位。难受的时候只要坚持一会儿很快就好了，不做也做了，多忍忍好让医生查清楚，省得再受一次罪。

（4）配合呼吸很重要，要用鼻子呼吸，缓慢地深呼吸以减少不适反应。

（5）有口水也不要做下咽动作，除非医生让你配合吞咽，否则口腔内容物会进入气管，引起咳嗽，增加不适感。

81. 什么是“无痛胃镜”

无痛胃镜检查的原理是给患者注射一种麻醉药物，使患者处于麻醉状态，医生在病人处于麻醉状态中完成所有的检查。 对于一些较为敏感的病人，无痛检查可以减少患者检查过程中的不适感，如恶心、反胃、疼痛等，使得患者能够在平静的过程中顺利完成检查，无痛胃镜是目前较流行的检查方法。但是，患者在做无痛胃镜时也需要注意，由于无痛胃镜检查过程中患者处于麻醉状态，在检查过程中不能及时产生反应，术者也就不能根据病人的反应调整操作，从而有可能更大程度地损伤消化道，如刮伤食管、出血等。同时，由于是在麻醉状态下进行，患者也要承担麻醉意外的风险。

82. 哪些人不宜做“无痛胃镜”

尽管无痛胃镜检查能消除患者的不适感，但无痛胃镜存在的风险要远大于常规胃镜。由于麻醉后，气管处的声门不能关闭，食管的食物出现反流进入了气管，此时气管无法做出正常的条件反射，引起异物进入肺部，造成坠入性肺炎。但这只是胃镜中可能出现的并发病之一，更大的风险还是在术中，部分患者可能会出现呼吸骤停现象。其实麻醉并不是普通意义上的入睡，当人体麻醉过深时呼吸肌也会随之麻痹，此时就需要对病人进行气管插管、机械通气等抢救措施。因此，以下情况不宜做无痛胃镜检查。

（1）有药物过敏史，特别是有镇静药物过敏史。

（2）孕妇及哺乳期妇女。

（3）容易引起窒息的疾病，如支气管炎致多痰者、胃潴留者、急性上消化道大出血致胃内潴留较多的血液者。

（4）严重鼾症及过度肥胖者宜慎重。

（5）心动过缓者慎重。

83. 什么是“胶囊内镜”，胶囊内镜可用于消化性溃疡的诊断吗

2000 年，以色列开发出第一台将图像连续发射至体外的

医学照相机，外形酷似药品胶囊，俗称“胶囊内镜”。“胶囊内镜”全称为“智能胶囊消化道内镜系统”，又称“医用无线内镜”。其工作原理是：受检者通过口服内置摄像与信号传输装置的智能胶囊，借助消化道蠕动使之在消化道内运动并拍摄图像，医生利用体外的图像记录仪和影像工作站，了解受检者的整个消化道情况，从而对其病情作出诊断。胶囊内镜具有检查方便、无创伤、无导线、无痛苦、无交叉感染、不影响患者的正常工作等优点，扩展了消化道检查的视野，克服了传统的插入式内镜的耐受性差、不适用于年老体弱和病情危重者等缺陷，被医学界称为21世纪内镜发展的革命与方向。

胶囊内镜在消化道内以每秒钟拍两幅照片的速度进行工作，随着消化道自行蠕动而向肠道前行，胶囊工作时间约为9个半小时，能拍出7万张照片，工作结束后它会随着患者的粪便排出体外。胶囊内镜可用于消化性溃疡的检查，临床也有许多应用者，鉴于食管、胃的特殊性，胶囊内镜用于消化性溃疡是不太适合的。原因如下：①胃的内部有很多黏液，胶囊内镜的摄像头容易被黏液糊住，就会看不清楚胃的情况，造成漏检。②胃内腔道较宽，充盈度不理想，未充盈处则无法拍照，造成漏检。③胶囊内镜在食管和胃内的运动较快，且运动方式不同于肠道，容易造成漏检。所以，检查食管和胃的病变时不适合用这种方法。胶囊内镜技术主要用于检查小肠病变，尤其是一些长期腹痛、腹泻、消化道出血的病人，在做了结肠镜、胃镜、钡剂等检查后无法找到病因，就适合做胶囊内镜检查。

84. 哪些人不宜做“胶囊内镜”

胶囊内镜检查的完成，需要肠道的通畅并蠕动正常，且其内置摄像与信号传输装置不受干扰。此外，内置摄像与信号传输装置还不能干扰置入患者体内的起搏器的正常工作。因此，以下情况者不宜做胶囊内镜检查。

（1）无手术条件或拒绝任何腹部手术者，一旦胶囊滞留不能进行手术取出，故为绝对禁忌证。

（2）经检查证实有消化道畸形，胃肠道梗阻，消化道穿孔、狭窄或瘘管者。

（3）体内置入心脏起搏器或其他电子仪器者。

（4）有严重吞咽困难者。

（5）各种急性肠炎，严重的缺血性疾病及放射性结肠炎，如细菌性痢疾活动期、溃疡性结肠炎急性期，尤其是暴发型者。

（6）对高分子材料过敏者。

85. 胃液分析对溃疡的诊断价值如何

胃液分析是指抽取胃液并测定不同状态下胃酸的情况，还包括胃液的一般性状、隐血检查、细胞学检查、细菌学检查等。胃液分析对溃疡的诊断价值不大，理由有：①通过胃液分析，可以了解病人的基础酸分泌量及最大酸分泌量，是胃酸分泌情况的一个客观指标，其中基础胃酸分泌量（BAO）、最大胃酸分泌量（MAO）的检测对与酸相关的疾病有诊断参考价值，明显增高提示胃泌素瘤，明显降低提示萎缩性胃炎，消化性溃疡虽然与酸相关，但特异性不强，高酸、正常酸、低酸状态均有可能发生溃疡。②影响胃酸分泌的因素较多，如病人性别、年龄、精神因素、食欲好坏、有无吸烟嗜好等，因而对疾病诊断的特异性较差。

消化性溃疡的诊断主要依赖病人症状、X线钡剂检查或胃镜检查，胃液分析对消化性溃疡的诊断仅供参考，并非一定要做。随着胃镜的推广与发展，对于消化性溃疡诊断已基本不用胃液分析了。

86. 胃电图能诊断消化性溃疡吗

胃肌肉由平滑肌细胞组成，具有肌电活动，胃电图即是用体表电极无创伤地记录胃电活动的一种技术，主要是反映胃对外源性刺激的反应，用于判断胃动力障碍性疾病，如胃动过速、胃动过缓等，对一些易引起胃肠动力变化的疾病，如胃轻瘫、假性小肠梗阻、功能性消化不良等的诊断有一定帮助，由于消化性溃疡无特异的胃内节律表现，故胃电图不能用于诊断消化性溃疡，也无参考诊断价值。

87. 临床上如何鉴别胃的良性溃疡与恶性溃疡

胃的良性溃疡与恶性溃疡临床表现有时非常相似，缺乏特异性症状与体征，鉴别起来比较困难，需要综合各种临床特征才能区分。总结如表1。

表1 胃的良性溃疡与恶性溃疡临床特征的鉴别

临床特征	良性胃溃疡	恶性胃溃疡
年龄	青壮年居多	中老年多见
病史	周期性间歇性发作	进行性持续性进展
病程	较长，多以年计	较短，多以月计
胃痛特点	周期性、节律性	进行性持续性加重，或原有节律消失
体征	上腹部轻压痛	
全身表现	轻	多明显，可有消瘦、乏力、贫血等表现
大便隐血试验	活动期可阳性，治疗后转阴	胃镜检查及病理多持续阳性
胃镜检查及病理	符合良性溃疡特征	符合癌性溃疡特征
制酸药	可缓解疼痛	效果不佳
治疗反应	数日内症状缓解，治疗后溃疡消失或缩小	效果不明显

88. 胃的良性溃疡与恶性溃疡在X线检查时如何鉴别

溃疡在X线下的特征性改变是龛影，典型的龛影在良性溃疡和恶性溃疡间是有明显差别的，鉴别并不难，但多数情况下这种差别并不明显，有时难以鉴别。总结鉴别内容如表2。

表 2 胃的良性溃疡与恶性溃疡在 X 线检查时的鉴别

X 线特征	良性胃溃疡	恶性胃溃疡
龛影形状	圆形或椭圆形，边缘光滑	呈三角形或不规则形，边缘不整齐
龛影位置	胃腔外	胃腔内
龛影大小	多小于 2.5 厘米	多大于 2.5 厘米
狭颈征	有	无
周围透明环	宽度一致，致密均匀，胃壁柔软	宽度不一致，致密不均匀，胃壁僵硬
周围黏膜	黏膜纹粗细一致，柔软	膜变厚而不规则，僵硬，皱襞中断，边缘毛糙
胃壁蠕动	正常	减弱或消失

89. 胃的良性溃疡与恶性溃疡在胃镜检查时如何鉴别

胃镜是目前诊断胃溃疡的最好方法，通过胃镜对可疑部位活检进行病理检查，则可鉴别病变的性质。晚期恶性胃溃疡病变比较典型，镜下不难确诊。但有些恶性溃疡的早期及巨大的良性溃疡、愈合期的溃疡，其性质有时难以鉴别。总结鉴别内容如表 3。

表3 胃的良性溃疡与恶性溃疡在胃镜检查时的鉴别

胃镜特征	良性胃溃疡	恶性胃溃疡
形态	圆形或椭圆形，规则	不规则形
大小	多小于2.5厘米	多大于2.5厘米
分界	锐利	不鲜明
边缘	平整，光滑	不规则，结节状，糜烂、出血
基底	平滑，洁净，有白色或白黄色苔	不平，岛屿状残存，有秽苔，出血
周围黏膜	柔软，皱襞呈放射状向溃疡边缘集中	呈癌性浸润、增厚，常见结节状隆起，皱襞中断
病理活检	无癌细胞	可见癌细胞

90. 胃溃疡可以癌变吗，有什么征兆值得重视

胃溃疡的癌变问题，是长期以来一直未能很好解决的问题，多数人认为，胃溃疡可以转变为癌。根据长期对溃疡病患者的随访及动物实验，多数作者认为慢性溃疡会发生癌变，其发生率0.5%～2.0%。国外1 462例胃溃疡经13年随访，其癌变率为0.5%，国内3 441例胃溃疡调查表明，其癌变率约为1.9%。

癌变一般发生于溃疡的周围黏膜，这些部位的黏膜在溃疡活动时发生糜烂，在反复破坏和再生的刺激下可发生恶性变。近年来，由于诊断及检查方法的进展，发现局限于黏膜

的早期胃癌可以发生糜烂和溃疡，其组织面可以被继发性消化性溃疡所改变，这些癌性溃疡可以像良性溃疡那样修复，而且溃疡和修复可反复出现，病程因此可延长达几个月，甚至更长，所以过去认为是胃溃疡恶变的病例中，其实有一部分一开始就是恶性溃疡，并非以后才转变。上述结果表明，胃癌确有一部分是由良性溃疡转变而来，所以对胃溃疡应高度重视。因此，对待每例胃溃疡患者，要警惕有癌变的可能。有长期慢性溃疡病史，年龄 40 岁以上，发生持续上腹疼痛或原来疼痛的节律发生明显改变者；经内科积极治疗 3 个月无效者；胃肠 X 线双重造影检查，溃疡直径大于 2.5 厘米，溃疡位于大弯侧者，均应警惕有溃疡癌变的可能。对于这些患者，应做定期胃镜及病理复查，以期发现早期胃癌。

91. 胃溃疡癌变有哪些预警信号

一般来讲，胃溃疡癌变有五大预警信号。

（1）年龄在 40 岁以上的人：有多年溃疡病史，在不明因素下骤然发生了明显的改变；原来治疗效果较好的药物，突然出现治疗效果不佳，特别是抗酸药物治疗出现无效的反常现象。

（2）胃痛性质改变：溃疡病的特点是规律性疼痛。胃溃疡为饱餐痛，疼痛在饭后半小时至 2 小时出现，至下次进餐前疼痛已消失。十二指肠溃疡是饥饿痛亦称空腹痛，疼痛多在饭后 3 ～ 4 小时出现，持续至下一次进餐前，进食后疼痛可减轻或完全消失，有的病人可出现夜间痛。如果溃疡发生在距十二指肠相近的胃幽门部，则疼痛节律性与十二指肠溃疡相同。一旦胃溃疡疼痛性质发生了改变，成为持续性疼痛或者有所减轻，此时应警惕癌变的可能。

（3）明显消瘦：凡年龄在40岁以上的胃溃疡病人，短期内有食欲减退、厌肉食、恶心、呕吐、吐隔宿食或暗红色食物、营养状态不佳、明显消瘦、疲乏无力等症状，且药物治疗效果欠佳，这可能是恶变的信号。

（4）出现固定的包块：一部分胃溃疡病人在其心窝部可摸到包块、质硬、表面不光滑，而且包块迅速增大，按压疼痛。随着包块的增大，患者一般状况变差，呕吐也随之加重，此种情况大都是发生了恶变。

（5）持续黑便：一般黑便可见于进食大量猪、羊、鸡等动物血之后，也见于服某种药物之后。如果溃疡病人出现了反复或持续的无法解释的黑便，或者化验大便隐血持续阳性，需特别注意，应进一步查清，有可能是恶变的先兆症状。

上述情况只要具备其一者，就应立即去医院就诊，进行胃镜及病理检查，以期早诊断、早治疗。

92. 十二指肠溃疡会癌变吗

十二指肠溃疡是一种慢性病，倾向于反复发作，不少病人的病程可长达数十年，多次发作之后，以后不再复发的为数也不少。对于大多数十二指肠溃疡的病人而言，本病是一种良性的病理过程，预后良好。一般认为十二指肠溃疡不会发生癌变，可能的原因是由于十二指肠溃疡多伴有高酸分泌，可抑制致癌物质亚硝胺盐的生成，而不至于发生癌变；也可能与十二指肠所处的位置和自身的结构有关。因此，溃疡癌变主要指胃溃疡而言，正因为如此，在胃镜检查时，胃溃疡要取活检，而十二指肠溃疡一般不用取活检。但是，临床上也有十二指肠癌的病例，尤其是近年来十二指肠癌的报道似有增多的趋势，这可能与胃镜检查的普及应用有关，因此特别应注意胃镜下十二指肠的形态，警惕癌性的可能。十二指肠癌是原发的还是十二指肠溃疡演变的，目前尚无统一的认识，有人报告认为 10 万个十二指肠溃疡的病人仅有 1 个癌变，称癌变率为十万分之一。所以，尽管认为十二指肠溃疡不会癌变，但是还要视具体情况而定，如十二指肠溃疡在治疗 6 ～ 8 周后溃疡仍无变化，则应经胃镜取活组织做病理检查，以了解溃疡的性质。

93. 幽门螺杆菌与胃溃疡的癌变有关吗

胃溃疡在其病变过程中有癌变可能，若同时存在幽门螺杆菌感染，则癌变的几率会增加，因为幽门螺杆菌本身与胃癌的发生密切相关。流行病学资料表明，胃癌高发区的幽门螺杆菌的感染率明显高于胃癌低发区，且获得感染的年龄也较早；幽门螺杆菌阳性者在随访时间内患胃癌的危险性比阴性者高 3 倍以上。因此，1994 年世界卫生组织 / 国际癌症研究机构（WHO/IARC）将幽门螺杆菌定为 I 类致癌原。从近年来对幽门螺杆菌感染的大量研究中提出了许多幽门螺杆菌致胃癌的可能机制：①细菌代谢产生的毒力因子直接损害胃黏膜，增加黏膜 DNA 损伤的机会，引起癌细胞的产生。②类同于病毒的致病机制，幽门螺杆菌的某些片段转移入宿主细胞，导致宿主细胞复制异常，引起向癌症转化。③幽门螺杆菌引起炎症反应，其本身具有基因毒性作用。在这些机制中，后者似乎与最广泛的资料是一致的。

94. 消化性溃疡会出现胃黏膜的肠腺化生吗

胃黏膜上皮被肠型腺上皮替代，出现分泌酸性黏液的杯状细胞、有纹状缘的吸收上皮细胞和潘氏细胞等，称为肠上皮化生。肠上皮化生可分为完全型化生和不完全型化生。肠上皮化生有杯状细胞、吸收上皮细胞和潘氏细胞者，称完全型肠上皮化生，与小肠上皮相似。不完全型化生又可根据其黏液组化反应分为大肠型不完全化生和小肠型不完全化生。肠化生是慢性炎症刺激的一种继发反应，消化性溃疡一般都伴有慢性胃炎，部分溃疡是在慢性胃炎的基础上发生的，所以，消化性溃疡可见到胃黏膜的肠腺化生。一直以来，肠腺化生被看做是癌前病变，但并非不可逆，部分可完全恢复正常，因此一见肠化生就紧张或手术治疗，实是没有必要。其实，只有不完全性大肠型肠化生伴重度不典型增生者才有癌变可能，这种肠化，应引起高度重视，定期复查是必要的，可能的话应考虑手术。

95. 消化性溃疡会出现胃黏膜的异型增生吗

胃黏膜上皮的异型增生是指胃黏膜上皮和腺体的一类偏离正常分化，形态和动能上呈异型性表现的增生性病变。一般认为，恶性肿瘤发生前几乎均先有异型增生，很少可不经过这个阶段而直接从正常转化为恶性的，因此它不同于单纯性增生及肿瘤性增生。单纯性增生只有细胞的过度生长，而无细胞结构上明显的异型性表现；肿瘤性增生则为细胞的自主性生长且伴有细胞的结构上明显的异型性。应该说异型增生是介于两者之间的交界性病变，是真正的癌前期病变。

胃黏膜上皮异型增生癌变率也是众人关心的问题，即其中有多少病例能发生癌变，这也是不清楚的。有两个条件应当考虑，一是对一个异型增生病变随诊观察的时间越长，在一定数量的病例中，发生的癌变例数就可能越多，所以不能泛泛地说癌变的百分率。一组观察 10 年的异型增生病例与另一组观察 5 年的病例，前一组的病例中癌变者可能多，而后一组可能相对地较少。至今，有些报道(多是腺瘤型异型增生)在 5%左右，有的在 10%以上，也有的只不过 1%～3%。另一个问题是与异型增生的程度的关系，显然重度者癌变机会要比中度者为多，其癌变的频度可能也不尽相同。

异型增生是慢性炎症刺激的一种继发反应，尤其是萎缩性胃炎易发生上皮异型增生，消化性溃疡一般都伴有慢性胃炎，部分溃疡是在慢性胃炎的基础上发生的，所以消化性溃疡可见到异型增生。对轻中度异型增生可不必处理，但要密切随访。对于重度异型增生者应引起高度重视，应短期内随访，如果仍不能除外癌变者，应及早手术治疗。

96. 什么是上皮内瘤变，其与异型增生有何区别

1960年，Richard首次将上皮内瘤变（intraepithelial neoplasia, IN）这一名词用于子宫颈黏膜鳞状上皮的癌前变化，它的正确涵义是强调这种癌前病变的本质是上皮内肿瘤的形成。而这种上皮内肿瘤的形成包含了二重意义。一不是癌;二是肿瘤形成还是一个过程,故称为“瘤变”而不是肿瘤。WHO在2000年出版的国际肿瘤组织学分类中统一采用“上皮内瘤变”取代原来所用“异型增生”的名词。这意味着“上皮内瘤变”与“异型增生”是同义词，涵义是相同的。并将上皮内瘤变分为低级别上皮内瘤变和高级别上皮内瘤变。低级别上皮内瘤变是指结构和细胞异常仅限于上皮的下半部，相当于原来的轻度和中度异型增生；高级别上皮内瘤变是指结构和细胞学异常扩展到上皮的上半部，甚至全层，相当于重度异型增生。采用上皮内瘤变的名词是要强调更准确地反映癌前病变在发展为浸润性癌之前上皮细胞形态学改变的本质及其科学的概念，从而更正过去长期由于沿用重度异型增生、癌疑、原位癌、局灶癌、黏膜内癌、癌变趋势等名词所引起的治疗过度及其带来的不良影响。简而言之，对于上皮内瘤变，不论是低级别或高级别，只须经内镜完整摘除或局部切除就已足够了。

上皮内瘤变是肿瘤的演变过程，消化性溃疡中发现有上皮内瘤变，尤其是高级别上皮内瘤变时，应引起高度重视，临床应注意随访，必要时手术治疗。

97. 胃镜下如何取活检以提高癌变发现率

胃溃疡可发生癌变，癌变时主要是溃疡缘黏膜修复再生的上皮细胞分化不够成熟，这种细胞在致癌剂作用下，容易发生癌变。因此，为提高活检的发现率，应在溃疡的边缘取活检，而不应在溃疡的溃疡面取活检，因为溃疡面是坏死组织；也不要在溃疡的底部取活检，溃疡底部取活检不但发现不了癌组织，若溃疡很深的话，有可能引起穿孔。另外，取活检时一定要定位准确，选择最可疑的部位活检，且活检要有一定深度，必要时可在同一部位深检。

98. X线钡剂造影检查时溃疡有什么特征性改变

气钡双重对比造影能更好地显示黏膜像。溃疡的X线征象有直接和间接两种，直接征象是龛影，对溃疡诊断有确诊价值；间接征象包括局部压痛、胃大弯侧痉挛性切痕、十二指肠球部激惹和球部畸形等，间接征象仅提示有溃疡。

（1）龛影：龛影为诊断溃疡的直接征象，良性溃疡凸出于胃、十二指肠钡剂轮廓之外，在其周围常见一光滑环堤，其外围辐射状黏膜皱襞。正位，龛影呈圆形或椭圆形，加压时周围有整齐的环状透亮带称“日晕征”。切线位，龛影为突出于内壁轮廓外的乳头状影。

（2）十二指肠激惹征：钡剂于球部不能停留，迅速排空，称为“激惹征”，提示有十二指肠溃疡。

（3）十二指肠球畸形：为十二指肠球溃疡常见的重要征象。表现为球一侧出现指状切迹，后者不恒定，随蠕动而变浅、消失、球外形呈山字形、花瓣形及小球状等畸形。

（4）十二指肠假性憩室：其形态大小可改变，尚可见黏膜皱襞进入憩室内，而龛影形态不变。

99. 如何评价 X 线钡剂造影检查在溃疡诊断中的应用

X 线钡剂造影检查是让患者服一种不透过 X 线的药物硫酸钡，硫酸钡调成糊状后可均匀地涂在胃黏膜表面。如果再口服能产生气泡的药物，则胃内产气而使胃腔胀大。这样，就可以在 X 线下观察黏膜是否光滑及胃的皱襞是否完整，观察服钡过程，对腹部局部加压可以看到钡剂的流动情况，还可了解胃肠的蠕动情况。不过，如果钡剂本身颗粒大，涂抹不均匀，观察不细心，则一些微小病变容易遗漏。另外，X 线钡剂造影只能观察形态、蠕动等情况，不能活检，不知道局部病理情况。可见，胃镜检查和 X 线钡剂造影检查各有特点，很难说哪一个更好。要根据病人的实际情况适当选择，如有条件，两种检查都做，其结果相互补充，可以提高诊断的准确程度。

100. 消化性溃疡患者哪些情况不宜做 X 线钡剂造影检查

X 线钡剂造影检查可对消化性溃疡作出诊断，且是非侵入性，患者痛苦少，对不愿做胃镜检查的患者来说，是一种很好的补充方法。但有以下情况者不宜选择此项检查。

（1）食管腐蚀伤急性期。

（2）胃肠穿孔。

（3）急性消化道大出血期间不宜，应在大出血停止后 2 周，最早不少于 1 周，才能做此检查。

（4）急性肠梗阻。

（5）气管－食管瘘患者。

（6）球麻痹及有严重吞咽困难患者。

（7）急性胃扩张患者。

（8）食管镜活检 5 天内，胃镜活检 24 小时内。

（9）胃肠道手术后 2 周内。

（10）心功能不全患者。

（11）患者体质差、重度衰竭，难以耐受检查者。

（12）意识障碍，不能配合检查者。

101. 血清胃泌素测定的临床意义是什么

胃泌素是由胃幽门窦部黏膜内 G 细胞分泌的，主要生理作用是刺激胃底腺的壁细胞和主细胞分泌胃液、胃酸和胃蛋白酶。此外，还有促进食管下段括约肌收缩及抑制小肠对盐和水的吸收作用。血清胃泌素测定主要用于胃液分泌和胃泌素瘤的诊断。

（1）增高：伴高酸症，见于胃泌素瘤、十二指肠溃疡、甲状旁腺功能亢进症。伴低酸症，见于萎缩性胃炎、迷走神经切断术后。伴无酸症，见于A型萎缩性胃炎、恶性贫血。

（2）降低：反流性食管炎、胃窦部胃癌、B型萎缩性胃炎。

（3）消化性溃疡诊断价值：消化性溃疡非活动期胃泌素水平与正常无差异，活动期可升高，且易受蛋白质食物影响，故胃泌素检测对溃疡的诊断意义不大。

102. 幽门螺杆菌的检测方法有哪些，如何选用

幽门螺杆菌的检测方法有很多，常规开展且临床实用的有以下几项。

（1）抽血采样检测：即采用抽血的方法检测血清中幽门螺杆菌的抗体水平。因为受到幽门螺杆菌感染后，可在人体内产生相应的抗体，使检测结果呈现阳性，但是一般需要数月才呈阳性，因而幽门螺杆菌感染初期做该项检测时，检测结果常常会出现假阴性，从而使患者失去治疗的最佳时机。此外，由于幽门螺杆菌即使被根除，该抗体下降缓慢，患者往往需要半年才能转阴，这样必然使治愈者长期背着“阳性”的黑锅而接受着多余的治疗。因此，此项检查不作为现症感染的证据。

（2）胃镜采样检测：可在患者需做胃镜检查时“搭车”采样，在活检采样时一起做显微镜检查，检测是否有幽门螺杆菌。如果为阳性，即可确诊幽门螺杆菌感染。为了给患者制订合适的治疗方案，有时还可加做细菌培养和药物敏感试验。胃镜下采样后还可采用聚合酶链反应方法检测，这种方法灵敏度较高，结果也比较可靠；也可做快速尿素酶检测，

该方法简便快速，但由于观察时间过短或某些因素的影响导致结果不够可靠。胃镜采样还存在下列问题：患者需要经受插镜之苦，若幽门螺杆菌呈灶性分布易导致漏诊。但凭借医生丰富的操作经验和正确采样，可降低其漏诊率。

（3）呼气采样检测：该项检查灵敏度高，检出率和符合率也很高，患者无痛苦，是近年来最受人们欢迎的一种检测幽门螺杆菌的方法。具体方法可分为 ^{14}C 呼气试验和 ^{13}C 呼气试验两种。其中 ^{13}C 呼气试验无放射性，对人体无损害，而且检出率和符合率更高（接近 100%），各种年龄的患者都可采用该法。检查前受检者需空腹 3 小时，在采样过程中，受检查者留取呼气作对照，然后内服试剂，半小时后第二次呼气留取样本，就能十分准确地检测出是否存在幽门螺杆菌感染，^{13}C 呼气试验已被公认为目前检测幽门螺杆菌的最佳方法。

（4）粪便抗原检测：为非侵入性的幽门螺杆菌粪便抗原检测方法，患者于早晨留取粪便标本，采用抗幽门螺杆菌多克隆抗体检测粪便中的幽门螺杆菌抗原，其检测结果具有很高的特异性和敏感性，分别为 75.0%～96.4% 及 90%～98.2%，且可重复性好，对诊断幽门螺杆菌现症感染有高度的准确性和可靠性，并在幽门螺杆菌根除后的随访方面也有很高的准确性，与 ^{13}C 呼气试验相似。该项检查留取标本容易，操作简便、省时、无创，适合常规检查，尤其适合幼儿、孕妇、年老体弱者的幽门螺杆菌感染的诊断及幽门螺杆菌根除后的随访。

103. 诊断幽门螺杆菌感染的标准有哪些

根据2007年8月10～12日在江西庐山召开“第三次全国幽门螺杆菌感染若干问题共识意见会议”，以下方法检查结果阳性者可诊断幽门螺杆菌现症感染。

（1）胃黏膜组织快速尿素酶试验、组织切片染色、幽门螺杆菌培养三项中任一项阳性。

（2）^{13}C 或 ^{14}C -尿素呼气试验阳性。

（3）粪便幽门螺杆菌抗原检测（单克隆法）阳性。

（4）血清幽门螺杆菌抗体检测阳性提示曾经感染，从未治疗者可视为现症感染。

104. 幽门螺杆菌感染有哪些根除标准

2007年中国庐山共识意见提出，幽门螺杆菌感染的根除标准推荐非侵入性检查方法，在根除治疗至少4周后进行复查，至少符合下列三项之一者可定为幽门螺杆菌根除：① ^{13}C -或 ^{14}C -尿素呼气试验阴性。②粪便抗原检测阴性。③基于胃窦和胃体两个部位取材的快速尿素酶试验均阴性。

105. 为什么快速尿素酶试验检测幽门螺杆菌有假阴性

快速尿素酶试验检测幽门螺杆菌是在胃镜检查时取胃黏

膜行快速尿素酶试验，检测胃黏膜表面黏液层中的幽门螺杆菌产生的尿素酶，是我国各级医院胃镜室较易开展的幽门螺杆菌检测项目：具有简便、快速、准确和价廉等优点，但此方法易出假阴性，这是因为①幽门螺杆菌在胃中是局灶性分布的，受取材大小的影响，所取标本中不含幽门螺杆菌则检查结果为阴性，但不能排除其他部位幽门螺杆菌感染。②检测结果受检测试剂的 pH 值、反应时间、环境温度等因素影响，对阳性结果也有影响。因此，快速尿素酶试验检测幽门螺杆菌有假阴性存在，多点取材检测可降低假阴性率。

106. 尿素呼吸试验检测幽门螺杆菌的原理是什么

幽门螺杆菌呼气试验是最快速的确认幽门螺杆菌感染的非创伤性试验，敏感性 90%，特异性 100%。安全准确实用，无交叉感染，无环境污染，是临床应用较为普遍的方法。

幽门螺杆菌可产生高活性的尿素酶，尿素酶是幽门螺杆菌存在的证据。尿素酶可将尿素分解为氨（NH_3）和 CO_2 在小肠上端吸收后进入血液循环并随呼吸排出。当病人服用标记的 ^{13}C 标记的尿素后，若在胃中存在幽门螺杆菌感染，胃中的尿素酶可将尿素分解为氨和 $^{13}C-CO_2$，而 $^{13}C-CO_2$ 通过血液经呼气排出，尿素呼吸试验检测就是通过分析呼气中 $^{13}C-CO_2$ 的含量来检测是否感染幽门螺杆菌。若呼气中检测到有多量的 $^{13}C-CO_2$ 则说明胃中有较高浓度的尿素酶，即存在幽门螺杆菌感染。

107. 应用尿素呼吸试验检测幽门螺杆菌如何避免假阴性结果

尿素呼吸试验检测幽门螺杆菌特异性较高，但有时会出现假阴性，做到以下几点可减少假阴性的发生。

（1）检查前 7 天停用对幽门螺杆菌有影响的药物。此外，服用质子泵抑制药（如洛赛克）或 H_2 受体抑制药（如西咪替丁）的患者也应至少停药 1 周后才能进行此项试验。

（2）此项试验要求在清晨空腹或禁食 3 小时后才能进行检查。

（3）治疗后复查时，必须在幽门螺杆菌根治治疗结束后至少 4 周才可进行，以避免抗生素所致幽门螺杆菌抑制造成的假阴性。

108. 为什么说血清抗体检测不能作为幽门螺杆菌感染的标准

抽血的方法检测血清中幽门螺杆菌的抗体水平可了解到患者是否感染过幽门螺杆菌，但并不代表现症感染。因为受到幽门螺杆菌感染后，可在人体内产生相应的抗体，使检测结果呈现阳性，但是一般需要数月才会产生抗体，因而幽门螺杆菌感染初期做该项检测时，检测结果常常会出现假阴性，从而使患者失去治疗的最佳时机。此外，由于幽门螺杆菌即使被根除，但该抗体下降缓慢，往往需要半年才能转阴，这样必然使治愈者长期背着“阳性”的黑锅而接受着多余的治疗。因此，血清抗体检测不能作为幽门螺杆菌感染的标准，尤其不能作为根除幽门螺杆菌的治疗评估指标。

109. 什么是难治性溃疡，导致难治性溃疡的因素有哪些

消化性溃疡即使不用任何药物，也有20%～50%的愈合率，但自从抑酸药物H_2受体拮抗药及质子泵抑制药应用到临床以来，溃疡病的疗效显著提高，但仍然至少有5%的病人不能完全愈合，即使给予2个疗程也无效，一般将经过H_2受体拮抗药或质子泵抑制药正规治疗8周不愈合的十二指肠溃疡和12周不愈合的胃溃疡称之为难治性溃疡。难治性溃疡的产生可能与下列因素有关。

（1）治疗不充分：有的病人觉得症状缓解了而自行停药，有的医生没有按照正规剂量和疗程给药，还有治疗的药物可能失效或有治疗问题。

（2）存在并发症：如穿透性溃疡、幽门梗阻等并发症存在，影响溃疡治疗效果。

（3）特殊部位的溃疡：如球后溃疡、幽门管溃疡等，这些溃疡内科治疗效果较差，疗程应稍延长。

（4）病因未去除：如焦虑、紧张等精神因素，以及饮食不节、吸烟、酗酒、阿司匹林及其他抗炎镇痛药的服用。

（5）存在引起难治性溃疡的疾病，如胃酸高分泌状态如胃泌素瘤、甲状旁腺功能亢进症等。

110. 老年人溃疡有什么临床表现特点

（1）症状不典型。胃痛往往不是突出的主诉，疼痛特点也不典型，其中无规律者占24.4%，无胃痛者占17%，微痛者占12.2%，剧痛者占7.3%，典型的疼痛仅占39%。约1/2患者无进餐后疼痛缓解的规律性。胃痛常放射至背部、右腰侧、脐周，甚至胸部上方，酷似心绞痛发作。近贲门的小弯侧高位溃疡疼痛常放射至胸部，并有吞咽困难和吞咽时疼痛的特点，似食管癌的表现。其他较常见的表现有体重减轻、噎食、恶心、呕吐、乏力，部分有贫血。

（2）胃溃疡发病率随年龄增长而增多，相反，十二指肠球部溃疡的发病率随年龄的增长而减少。

（3）胃溃疡的发病部位随年龄增长而向胃底方向上移，且小弯病变增加，如胃体上部溃疡老年组为中青年组的5.6倍，且巨型溃疡多见。

111. 老年人消化性溃疡有哪些发病特点

（1）急性溃疡多：急性溃疡是指诱因比较明确，短时间内形成的溃疡。老年人胃黏膜萎缩，血流减少，当患有某些疾病、服用某些药物，或大量饮酒、吸烟时均可诱发急性溃疡，这种溃疡常多发、表浅，如治疗及时得当，可早期愈合且不易复发。另外，也可在原有慢性溃疡的基础上诱发急性溃疡。老年人急性溃疡约占溃疡的50%以上。

（2）胃溃疡多：由于年龄老化，胃酸分泌减少，以及由于动脉硬化使胃黏膜血流减少，胃黏膜屏障作用削弱；加之胃壁张力减退，幽门窦淤滞从而容易发生胃溃疡。国内资料报道，老年胃溃疡可多于十二指肠溃疡 2 ～ 3 倍。

（3）复合性及多发性溃疡多：临床观察显示，老年人胃、十二指肠同时发生溃疡较青壮年为多；老年人多发性溃疡常见，在胃腔内可同时见到多个溃疡灶。

（4）高位溃疡多：通常胃溃疡发生于胃小弯侧。老年人胃溃疡发生部位多在胃体上部，此乃由于年龄老化胃窦部黏膜的萎缩性变化向胃体部扩展，炎症黏膜和正常泌酸黏膜毗邻处的氢离子反渗最多，损害最深，从而使胃体上部易发生溃疡。

（5）巨大溃疡多：据统计资料表明，直径 1 厘米以上的溃疡占 46%～ 64%，其中很多是 3 厘米以上的大溃疡，最大溃疡可达 12 厘米 ×12 厘米。这是由于年龄老化，萎缩性胃炎的程度较重，使胃黏膜的抵抗力减弱，故老年人易发生大的胃溃疡，而且随着年龄的增长大溃疡也增多。但大多数大溃疡是良性病变，经及时正确治疗可以痊愈。

（6）初发溃疡多：临床上有些老年溃疡病患者曾在青壮年期患过溃疡病，进入老年期后又复发。但约 50%以上的老年溃疡病是在 60 岁以后初发的，而且是在损害因素的作用下急性形成的。

（7）大弯溃疡多：老年胃大弯溃疡占老年溃疡病的 3%～ 5%。由于老年人口服对胃有刺激的药物，如镇痛药、氯化钾或其他刺激性药物等，服药后站立时这些药物常聚集在大弯最低处，刺激局部而易产生溃疡。

112．幽门管溃疡有什么临床特点

幽门管位于胃的远端，与十二指肠交界，长2～4厘米的一段管道。幽门管溃疡是指发生于幽门管的溃疡，是临床特殊类型溃疡之一。幽门管溃疡的发生率约占溃疡病的10%。由于幽门管管径较小，又是胃内容物排至十二指肠的必经之道，当幽门管有溃疡时，常常症状较为明显，与一般胃溃疡或十二指肠溃疡的表现均有所不同。主要有以下特点：

（1）容易发生呕吐：有约40%的幽门管溃疡患者发生呕吐。主要是因为溃疡所致幽门充血、水肿、痉挛的反复发作，瘢痕形成，致幽门管变形，导致胃内容物排向十二指肠缓慢或困难，从而引起胃内容物潴留出现呕吐。

（2）容易并发出血：有报道约1/2的患者伴发出血，表现为呕血或黑便，而且反复出血，不易停止。分析其原因，系幽门管的幽门括约肌频繁而强烈收缩，不易止血，且使出血处形成的血痂容易脱落而易再发出血。

（3）疼痛无明显的特点：既可表现为饥饿痛，也可表现为餐后痛，而餐前餐后疼痛均明显的不在少数。

（4）容易漏诊：幽门管溃疡行X线钡剂检查容易漏诊，故主张行胃镜检查。胃镜下可直接观察到溃疡的大小、形态，以及幽门有无梗阻、水肿等情况。胃镜检查时，若胃镜经过幽门过快有时易漏诊，此时要缓慢进镜或退镜，仔细观察，可提高诊断率。

（5）治疗效果欠佳：幽门管溃疡对抗溃疡药物效果略差一些，故临床上应适当延长治疗时间。大多数患者经过严格合理的药物治疗可治愈。少数患者内科治疗无效，或多次复发者，或导致瘢痕性幽门狭窄者主张手术治疗。

113. 球后溃疡有什么临床特点

十二指肠球后溃疡是指十二指肠球部第一环 Ker-ckring 皱襞开始至十二指肠空肠曲部所发生的溃疡，是临床特殊类型溃疡之一。球后溃疡的发生率约占溃疡病的 5%。球后溃疡发生在十二指肠，除有十二指肠溃疡的临床特征外，还有其特殊性。主要有以下特点。

（1）疼痛特点：多表现为夜间痛，常牵引至后背作痛，一般抗酸药难以缓解。

（2）容易并发大出血：球后壁有动脉血管，发生溃疡时常导致血管损伤而发生大出血。患者突然出现大出血、出血性休克时，要考虑有球后溃疡的可能。

（3）容易漏诊：球后溃疡行 X 线钡剂检查容易漏诊，主要是钡剂在此处通过较快，涂抹较差，容易漏诊；胃镜检查时，镜头亦很快滑过球后，容易形成盲区，造成漏诊。因此，胃镜检查十二指肠球后时，要缓慢进镜或退镜，仔细观察，可提高诊断率。

（4）愈合较慢：主要是球后的毛细血管较少，供血较差，故溃疡愈合较慢，临床上应适当延长治疗时间。

114. 什么是巨大溃疡，有什么临床特点

巨大溃疡是临床特殊类型溃疡之一。一般胃溃疡直径大

于2.5厘米，十二指肠溃疡直径大于2厘米，称为巨大溃疡。巨大溃疡不等同于恶性溃疡，多数巨大溃疡是良性的，但也有部分巨大溃疡为癌性溃疡，因此需要鉴别。巨大溃疡与普通的胃溃疡或十二指肠溃疡有不同的临床特征。

（1）无典型的周期性和节律性上腹痛，呕吐和体重减轻较明显。

（2）药物治疗愈合较慢，内科疗效差，常需手术治疗。

（3）愈合质量差，容易复发。

（4）并发症较多，易发生穿孔及致命性大出血。

115. 什么是复合性溃疡，有什么临床特点

胃溃疡和十二指肠溃疡同时存在称之为复合性溃疡。一般是先患有十二指肠溃疡，从而导致功能性幽门梗阻，可引起排空延缓，胃扩张而刺激胃泌素分泌，使胃酸分泌增多，或幽门功能不良致十二指肠液反流入胃，反复刺激胃而形成胃溃疡。亦有胃溃疡发生在先，然后出现十二指肠溃疡的，但比例很小，其演变机制不明。复合性溃疡以男性多发，国外文献报道约占全部消化性溃疡的7%，国内报道占消化性溃疡的5.8%～11.8%。近年来随着内镜检查的普及，复合性溃疡发现率有增高趋势。复合性溃疡有以下临床特点：

（1）症状：无典型的节律性痛，可能与同时存在胃溃疡和十二指肠溃疡有关，由于两者的影响，疼痛常无规律性。

（2）易并发出血：出血率高，而且多系大出血，其发生率为50%左右。因此，在确诊为复合性溃疡后，一定要严格治疗，防止出血。一旦发生出血，要及时住院治疗。

（3）复合性溃疡药物治疗的疗程相对比较长，容易复发。

（4）幽门梗阻的发生率较高，值得临床重视。

116. 什么是多发性溃疡，有什么临床特点

一般的溃疡患者在胃或十二指肠仅有一个溃疡，如果在胃或十二指肠有两个或两个以上的溃疡称之为多发性溃疡。发生在胃的多发性溃疡称之为多发性胃溃疡，发生在十二指肠的多发性溃疡则称之为多发性十二指肠溃疡，多发性十二指肠溃疡较多发性胃溃疡常见。多发性溃疡可以活动期、愈合期或瘢痕期并存，其临床症状与一般溃疡相似，部分往往重于一般溃疡病，规律性不明显。治疗难度相对较大，愈合速度慢，一般治疗时间应稍延长。

117. 什么是对吻性溃疡，有什么临床特点

对吻性溃疡是多发性溃疡的一种特殊形式，是指同时发生在胃的前后壁相对位置上的溃疡，好发于胃角、胃窦、胃小弯处；也可发生在十二指肠前壁和后壁，或发生在十二指肠的小弯侧和大弯侧，由于溃疡愈合形成瘢痕，致溃疡之间皱襞隆起，导致十二指肠变形。这种溃疡，当胃、十二指肠处于空虚状态时，两个溃疡之间可互相贴近，形成对吻状，故称对吻性溃疡。其临床表现和治疗与普通溃疡相似，部分患者具有多发性溃疡的临床特征。

118. 什么是吻合口溃疡，有什么临床特点

吻合口溃疡是指胃十二指肠吻合术或胃空肠吻合术后，发生于吻合口及其附近的溃疡，多发生于术后的2～3年，为术后较严重的并发症，其直接原因仍是胃酸作用于空肠黏膜所致。吻合口溃疡的平均发病率约为5%，多与首次胃切除术方式有关，以单纯胃肠吻合术后的发病率最高，胃大部切除术后的发病率较低，其中毕Ⅰ（Billroth Ⅰ）式术后的发病率高于毕Ⅱ（Billroth Ⅱ）式；迷走神经切断加胃窦切除术后的发生率最低。吻合口溃疡有以下临床特征：

（1）与一般溃疡相比，症状较重，疼痛多呈发作性，多在夜间痛且显著，常向背部放射，腹痛发作期较长，缓解期较短，进食或服用制酸药或呕吐，仅可暂时缓解，纳差、恶心、呕吐及体重减轻较常见。

（2）部分患者可并发穿孔和出血，但很少发生梗阻。

（3）溃疡愈合相对较慢，疗程相对要延长。

119. 什么是高位胃溃疡，有什么临床特点

高位胃溃疡是指发生于贲门下方、胃底、胃体小弯垂直部上1/2处的溃疡。国内作者报道，高位溃疡占胃溃疡检出率的3%～10%，老年组检出率高达10%～17.7%。高位胃溃疡除了有一般胃溃疡的临床特征外，还可有以下特点：

（1）可有左胸疼痛、胸闷、胸部压迫感等症状，部分病

人有左下胸痛，容易误诊为冠心病。

（2）中老年患者为多，在组织学上胃溃疡常发生于胃窦幽门腺和胃底胃体腺移行交界处，随着年龄增大幽门腺区沿胃小弯向胃的近端上移扩大，故老年人易在胃体中上部发生溃疡。

（3）容易并发出血。

（4）巨型溃疡多，容易癌变。高位胃溃疡易癌变，直径大于2.5厘米者更应引起重视，部分可能是癌性溃疡，故应定期复查，久治不愈者应该早期手术。

（5）疗效较差，溃疡愈合较慢，故需适当延长疗程。

120. 什么是穿透性溃疡，有什么临床特点

穿透性溃疡是指溃疡较深，以至于穿透胃壁或十二指肠壁的全层，但被邻近的组织和器官所阻隔，不与腹腔相通，形成包裹或者与邻近器官发生粘连甚至穿透入邻近的器官。发生于胃者称之为穿透性胃溃疡，发生于十二指肠者称之为穿透性十二指肠溃疡。穿透性溃疡常发生于胃和十二指肠的后壁，可以向附近的胰、脾、肝、胆等器官穿透，以穿透入胰腺者最为多见。穿透性溃疡具有以下临床特点：

（1）疼痛性质多变：因溃疡穿透粘连到邻近的脏器，溃疡疼痛的特点随之发生明显的变化，而且因穿入的脏器不同，疼痛的部位和性质往往也不一样。疼痛多无节律性和周期性，进食和抗酸药物也难以达到止痛效果。当穿透胰腺时多有向腰背部的放散痛，疼痛部位较深，有的伸腰时疼痛加重。如

溃疡穿透入肝脏时疼痛可放散至右肩背部，溃疡穿透入脾脏时疼痛可放射至左肩背部，溃疡穿透到横结肠发生粘连时，疼痛可向下腹放散。

（2）容易误诊：因穿透性溃疡表现多样，成为误诊原因，而在查体时可于上腹部触及粘连包裹所形成的包块，容易误诊为胃癌。

（3）特征性诊断依据：X线钡剂造影有助于诊断，其龛影深而大，深度和大小均超过1厘米，龛影周围常有范围较大的水肿带，龛影内常有液体或气体潴留。胃镜检查可观察溃疡的部位、大小、深度，结合局部蠕动情况判断有无粘连。

（4）穿透性溃疡的药物治疗效果大多较差，多需外科手术治疗。

121. 什么是线状溃疡，有什么临床特点

线状溃疡是指消化性溃疡的形状类似线条状而得名。线状溃疡一般与胃、十二指肠的长轴垂直，长度常大于1厘米，宽度一般小于2.5毫米。线状溃疡一般为良性溃疡，发生率为5.5%～6.7%，发生于胃的称胃线状溃疡，发生于十二指肠的称十二指肠线状溃疡。临床上除具有一般溃疡的特征外，还有以下特点。

（1）易引起胃、十二指肠变形：线状溃疡有收缩性，胃的线状溃疡常引起胃小弯缩短，造成胃排空延缓；十二指肠线状溃疡常导致十二指肠球部变形，可形成假憩室或引起幽门狭窄，影响胃排空。

（2）容易漏诊：X线钡剂造影检查，由于溃疡偏细，钡剂涂抹不佳，无助于诊断。胃镜检查常能作出诊断，但须仔细观察，否则也会漏诊。

（3）注意区别：短的条状溃疡多为溃疡愈合过程中的表现，不称之为线状溃疡，临床应注意区别。

（4）治疗：线状溃疡较难治愈，应适当延长疗程。

122. 什么是霜斑样溃疡，有什么临床特点

霜斑样溃疡是一种仅发生于十二指肠的特殊类型的消化性溃疡，只有通过内镜检查才能发现。其镜下特征性表现为黏膜霜斑样改变而无黏膜的凹陷性缺损，在外观上易与凹陷型溃疡区别。该类型溃疡的发生机制目前尚不清楚，有人推测可能是凹陷型溃疡愈合过程中，新生的肉芽组织形成，黏膜迅速修复，凹陷病灶被填平或由于纤维组织增生而形成隆起的皱襞，原覆盖在溃疡表面的厚苔部分被吸收或脱落，最终形成黏膜霜斑样改变。但并非所有凹陷型 溃疡愈合过程都出现这种改变，而且在胃内也见不到这种形态的溃疡，这种溃疡是一种只发生于十二指肠而又有别于凹陷型溃疡的特殊病变，其形成和发展过程仍待进一步探讨。霜斑样溃疡有以下临床特征。

（1）临床表现：霜斑样溃疡的临床表现与十二指肠球部凹陷型溃疡相同，以上腹痛为主，可伴有反酸、嗳气、恶心、腹胀等。值得注意的是，部分患者可合并上消化道出血，少数病例由于球部粗大的黏膜皱襞形成，而且病灶接近幽门，

可致幽门水肿、痉挛，出现幽门梗阻。

（2）诊断不易：由于本病无黏膜凹陷缺损，X线钡剂检查仅有部分患者表现为球部激惹而无龛影，故易漏、误诊。内镜检查时根据其特征性改变，诊断一般不困难，但需与十二指肠球部白斑综合征鉴别。霜斑样溃疡的斑点多为平坦的，质地较脆，触碰易出血，并容易被水冲洗掉；而白斑综合征的斑点一般微隆起或稍凹陷，边界清楚，质地稍硬，不能被水冲掉。

（3）疗效较差：霜斑样溃疡较难治愈，应适当延长疗程。

123. 什么是Dieulafoy溃疡，有什么临床特点

Dieulafoy溃疡是一种特殊类型的急性溃疡，最早是由法国外科医生Dieulafoy报道描述的，故以此命名。Dieulafoy溃疡多发生于距贲门6厘米以内的胃底贲门部，该部位有一小动脉，即恒径动脉，它是黏膜下层动脉畸形或微小动脉瘤，一旦溃破，引起上消化道大出血。Dieulafoy溃疡是急性病变，与慢性溃疡不同，其表面没有坏死组织附着，深层也没有肉芽组织，随着急诊内镜的普及，检出率近年呈增多趋势，报告占急性消化道出血的2%，甚至更高。Dieulafoy溃疡有以下临床特点。

（1）临床表现：本病可发生在任何年龄，男性多发，常以突然大量致命性上消化道出血起病，而无明显溃疡病病史和症状。80%以上的病变位于胃食管交界处的胃侧6厘米以内的小弯侧及胃上部后壁。

（2）内镜下特点：①溃疡大多数见于贲门部和胃体部，最大直径为2～3厘米，多数在0.5厘米左右。②溃疡呈圆形及椭圆形，境界清晰，周边无隆起及硬结。③溃疡表浅，表面多数无苔，少数有轻微糜烂。④溃疡底部常有暴露的血管残端、血栓和瘀斑。⑤在急诊内镜检查时可见到动脉喷血或搏动性出血。

（3）诊断方法：急诊内镜检查是本病的主要诊断方法，有时应多次重复检查。内镜检出率与出血时间有关，一般情况是，在有活动性出血时镜检确诊率较高。

（4）治疗：Dieulafoy溃疡的急性出血曾是外科手术治疗的适应证，但死亡率高。近年来，由于内镜治疗学的进展，为本病的治疗开辟了一条新的途径。内镜下止血是目前治疗本病的首选方法和最佳的治疗方法，主要有去甲肾上腺素高张盐水、无水酒精或1%乙氧硬化醇，以及高频电凝、微波、激光等治疗，止血的有效率高达80%～100%，再出血率15%～20%，重复治疗仍能有效止血，仅有5%的病例需要手术治疗。

124. 什么是Meckel憩室溃疡，有什么临床特点

憩室是指不同原因造成消化道管壁局限性的囊状膨出，可发生于消化道的任何部位。1809年，Meckel首先描述了发生于回肠末端的一种特殊憩室，其内含有异位的胃黏膜，有壁细胞和主细胞，可分泌胃酸，这种憩室称Meckel憩室，由于胃酸的存在，可引起憩室内及周围产生溃疡，称Meckel憩

室溃疡。Meckel 憩室发病率约1.75%，以儿童多见。Meckel 憩室出现溃疡时，可因出血而有黑便、贫血，甚则有失血性休克。此外，可有腹痛、腹部不适等症状。放射性核素检查可发现憩室的存在，无症状的Meckel 憩室无需处理，有症状尤其是并发出血的Meckel 憩室溃疡，外科手术切除是最有效的治疗方法。

125. 胃泌素瘤导致的消化性溃疡有什么临床特点

胃泌素瘤是一种具有分泌胃泌素功能的肿瘤，常位于胰和十二指肠。其临床表现为胃液、胃酸分泌过多，高胃泌素血症，多发、非典型部位、难治性消化性溃疡和或腹泻等综合症候群。此病在1955年由Zollinger和Ellison首先描述，故曾命名Zollinger-Ellison综合征。1960年，Gregory从患者切除的胰头肿瘤组织中检测到大量胃泌素活性物质，以后称为胃泌素瘤。胃泌素瘤导致的溃疡有以下临床特点。

（1）溃疡部位特异：胃泌素瘤所致的消化性溃疡可发生于胃和十二指肠的任何部位，并且部位不典型。据统计，约75%的溃疡分布于十二指肠球部，14%位于十二指肠的其他部位，11%分布于空肠。

（2）症状较重：溃疡疼痛多严重，呈持续进行性发作，可伴有恶心和呕吐大量酸性胃液。出血或穿孔等并发症的发生比一般溃疡多，若行胃大部切除术，术后不久便可迅速出现吻合口溃疡，并再次合并出血或穿孔。因大量酸性胃液反流入食管，可引起反流性食管炎的症状，表现为烧灼感、反酸、胸骨后疼痛、咽下困难等，内镜下可见食管糜烂、溃疡、狭窄及 Barrett 食管。

（3）顽固性腹泻：多为水泻或脂肪泻，这可能是因为高酸分泌导致十二指肠内胰蛋白酶和脂肪酶失活，三酰甘油分解减少，脂肪吸收障碍，从而造成脂肪消化不良的结果。

（4）反复出现溃疡，难以愈合：胃泌素瘤所致的消化性溃疡性质和其他原因引起的消化性溃疡并没有区别，但有多发性、顽固性、难治性的特点，患者对常规剂量的抗溃疡药物治疗效果差。

126. 什么是应激性溃疡，有什么临床特点

应激性溃疡是在多发性外伤、严重全身性感染、大面积烧伤、休克、多器官功能衰竭等严重应激反应情况下发生的急性胃黏膜病变，主要表现为胃、十二指肠黏膜的糜烂、浅溃疡、渗血等，是上消化道出血常见原因之一。应激性溃疡有以下特点。

（1）急性发病：应激性溃疡是急性病变，在应激情况下产生，原发病越重，应激性溃疡的发生率越高，病情越凶险，死亡率越高。

（2）出血为突出表现：主要临床表现为上消化道出血（呕血或黑粪）与失血性休克症状，在出血前很少有前驱症状，如胃痛、反酸等。对无显性出血的病人，胃液或粪便隐血试验阳性、不明原因血红蛋白浓度降低≥ 20 克 / 升，应考虑有应激性溃疡伴出血的可能。

（3）内镜特点：病变以胃体部最多，也可见于食管、十二指肠及空肠。病变形态以多发性糜烂、溃疡为主，前者表现为多发性出血点或出血斑，溃疡深度可至黏膜下、固有肌层及浆膜层。

（4）治疗较难：一般的抑酸药效果欠佳，需质子泵抑制药如奥美拉唑才能控制病情，治疗效果还取决于原发病的治疗和好转。

127. 食管会发生消化性溃疡吗

消化性溃疡发生在与酸接触的部位，当然也包括食管，当胃液反流入食管，且有一定的强度和时间时，即可发生食管溃疡。食管溃疡多发生于反流性食管炎和滑动型食管裂孔疝的基础上，也可发生于食管胃吻合术或食管空肠吻合术以后，后者是由胆汁和胰液反流引起的。食管溃疡的临床表现有烧灼感、反酸和胸痛。烧灼感常称为姿势性烧灼感，或反流性烧灼感。由于屈曲、弯腰、咳嗽、用力排便、头低位仰卧等姿势，均可诱发和加重烧灼感和反酸；还可由于进食过量，或摄入茶、酒、咖啡、果汁、阿司匹林等物质而诱发。胸痛多为胸骨后或心窝部疼痛，重者为剧烈的刺疼，放射到后背、胸部，甚至耳后，酷似心绞痛或胸膜炎。其他症状可伴随早饱、嗳气、呃逆、呕吐、腹胀等。食管溃疡继发性痉挛或纤维化可引起食管狭窄，出现食管梗阻。溃疡还可导致出血和穿孔。诊断食管溃疡，X线钡剂检查有一定帮助，确诊主要依据内镜检查。治疗食管溃疡要改变不良生活习惯，避免酸辣食物刺激，忌烟、酒等，治疗药物的选用与胃、十二指肠溃疡相同，但疗程应稍延长。

128. 消化性溃疡应与哪些疾病相鉴别

（1）胃癌：胃的良性溃疡与恶性溃疡的鉴别是十分重要的，两者的鉴别有时十分困难，为了避免误将恶性溃疡当作良性溃疡而贻误手术时机，对于临床表现不典型，年龄在45岁以上、胃酸偏低的病人，即使一度经X线和内镜检查而未能证实为癌时，也应在内科治疗下进行定期观察，直到溃疡完全愈合。另外，对于一部分，胃黏膜活检示有渐变者，即使内镜下溃疡已见愈合，也宜定期随访和重复必要的检查，因为有些早期胃癌可像良性溃疡那样修复。在内镜及X线下，良、恶性溃疡的鉴别要点如下：

①良性溃疡多为圆形或椭圆形，边缘光滑、整齐；恶性溃疡外形多不规则。

②良性溃疡底部多平滑，有白苔或黄白苔覆盖；恶性溃疡底部可呈结节状，凹凸不平，表面污秽。

③大多数良性溃疡位于胃腔轮廓以外；恶性溃疡则与之相反。

④良性溃疡周围黏膜水肿范围小，突入胃腔不深，形成边缘光滑而对称的充盈范围大。

⑤良性溃疡的胃黏膜皱襞放射至溃疡口部；恶性溃疡没有放射状皱襞，或黏膜皱襞中断。活组织检查可提高诊断率。

（2）慢性胃炎：慢性胃炎的病人可以有类似胃溃疡的表现，如节律性的上腹痛等，往往与溃疡病混淆。胃镜检查是鉴别二者的主要方法。

（3）胃黏膜脱垂症：胃黏膜脱垂症可出现胃痛，发作时需与溃疡鉴别。胃黏膜脱垂症的胃痛不为制酸药所缓解，由于胃窦部黏膜脱入幽门常是间断性的，故无持久明显的节律性，而且疼痛与体位有关，往往左侧卧位后疼痛可减轻，而右侧卧位时则疼痛加重。确诊常须经X线或胃镜检查。

（4）胃肠神经官能症：此种病人除有胃肠道症状外，同时存在官能症的其他症状，如心悸、多梦、多汗、阵发性面部潮红、情绪不稳定等，确定诊断要靠X线钡剂和胃镜检查。

（5）胃泌素瘤：患胃泌素瘤的病人常有胃肠道的多处溃疡，而且溃疡顽固，一般的抗酸治疗效果不明显。通过血清胃泌素水平的测定和胃液分析常可作出诊断。

（6）慢性胆囊炎和胆结石：疼痛位于右上腹，且与进食油腻食物有关，并放射至背部，可有发热、黄疸等表现。对不典型者，可借助于腹部B超及内镜下逆行胆管造影检查予以鉴别。

（7）急性心肌梗死：急性心肌梗死有时仅表现为胃痛，尤其是有消化性溃疡患者又出现急性心肌梗死，临床需要鉴别，急性心肌梗死起病急，一般状况较差，而胃部病变的表现有时不明显，此时需做心电图及心肌酶谱检查以资鉴别。

（8）克罗恩病、白塞病：临床上，有许多疾病可使胃和十二指肠出现溃疡，常见的疾病有克罗恩病、白塞病。这些疾病引起的胃和十二指肠溃疡有的表现为多发的浅表溃疡，有的为单个较大的溃疡，与普通的溃疡相类似。当胃、十二指肠溃疡疗效欠佳，久治不愈时，应进一步了解患者病史，并做进一步检查，以除外这些特殊疾病伴发的胃、十二指肠溃疡。

129. 什么叫夜间酸突破，它是在什么情况下发生的

夜间酸突破是指在应用质子泵抑制药治疗的情况下，夜间（当晚22时至次日早上8时）胃内pH值小于4的时间持续超过60分钟，并出现烧灼感、反酸等症状，又称夜间酸突破现象。夜间酸突破是质子泵抑制药治疗的常见并发症，发生率可达20%左右，还有更高发生率的报道，如美国有报道称发生率为55%～69%。夜间酸突破的发生机制尚不明确，可能与以下原因有关。

（1）质子泵的抑制和再生：质子泵抑制药仅对壁细胞上激活的质子泵产生抑制，对未激活的质子泵则无抑制作用。由于质子泵的更新多在夜间，并且夜间睡眠时缺少相应的食物刺激，所以夜间激活的质子泵数量较白天少，质子泵抑制药的抑酸作用较白天降低。

（2）胃酸昼夜分泌机制的影响：夜间迷走神经兴奋性高及组胺的介导可能在夜间酸分泌中起主要作用。

（3）幽门螺杆菌感染的影响：幽门螺杆菌感染者不易出现夜间酸突破（NAB）现象。这可能是因为幽门螺杆菌能产生氨，使夜间分泌的胃酸被中和。

130. 临床上还有哪些疾病可在胃、十二指肠出现溃疡

临床上，有许多疾病可在胃和十二指肠出现溃疡，常见的疾病有克罗恩病、白塞病。这些疾病引起的胃和十二指肠

溃疡有的表现为多发的浅表溃疡，有的为单个较大的溃疡，与普通的溃疡相类似，检查时应注意加以鉴别。

克罗恩病又称局限性回肠炎、局限性肠炎、节段性肠炎和肉芽肿性肠炎，是一种原因不明的肠道炎症性疾病。本病和慢性溃疡性结肠炎两者统称为炎症性肠病。克罗恩病在胃肠道的任何部位均可发生，但好发于末端回肠和右半结肠。以腹痛、腹泻、肠梗阻为主要症状，且有发热、营养障碍等肠外表现。病程多迁延，常有反复，不易根治。

白塞病又叫白塞综合征或眼、口、生殖器综合征。临床上以口腔溃疡、生殖器溃疡、虹膜睫状体炎三联症为特征。其中眼部症状多样，可表现为视物模糊、视力减退、眼球痛、畏光流泪、异物感及飞蚊症等，严重者可导致失明。

当胃、十二指肠溃疡疗效欠佳，久治不愈时，应进一步了解患者病史，并做进一步检查，以除外这些特殊疾病伴发的胃、十二指肠溃疡，以便及时调整治疗方案，治愈溃疡。

131. 什么是消化性溃疡的复发，其复发率怎样

消化性溃疡是一种慢性复发性疾病，有研究认为其自然病程可达 15 年之久。绝大多数消化性溃疡患者经积极治疗后可愈合，部分无并发症的溃疡还可自愈，但经过一段时间后，溃疡会再次复发，如此周而复始，称为消化性溃疡的复发。H_2 受体拮抗药和质子泵抑制药的问世缩短了胃和十二指肠溃疡的愈合时间，但复发问题并没有解决。有研究认为，十二指肠溃疡愈后每年复发率达 50%～70%，其中 30%～43%

的十二指肠溃疡患者每年复发 1 次，16%～30%复发 2 次，3%～5.6%复发 3 次或 3 次以上。胃溃疡的复发率与十二指肠溃疡大致相似。近年来的研究表明，幽门螺杆菌在溃疡复发中起着重要作用，随着根除幽门螺杆菌治疗的推广，消化性溃疡的复发率已大大降低，降低到 10%以下。

132. 消化性溃疡复发有什么临床特点

消化性溃疡复发具有下列临床特点。

（1）复发与性别有关：男性溃疡易复发，可能与男性饮酒、吸烟多有关，这些因素可诱发溃疡。

（2）复发与年龄有关：40 岁以前易复发，40 岁以后复发渐趋减少，可能与 40 岁以后胃黏膜逐渐萎缩，胃酸分泌减少有关。

（3）复发与季节有关：一、四季度复发率明显高于二、三季度。因天气突然变化不适应，导致迷走神经失调，兴奋性增强，胃酸分泌紊乱而增多，溃疡易于复发。

（4）大多数存在诱因：最常见的诱因是饮酒吸烟，酒精对胃黏膜有直接刺激而破坏胃黏膜屏障；吸烟可以促使胃酸、胃蛋白酶原分泌增加，导致胆汁反流。其次是精神心理因素，长期负性情绪导致下丘脑－垂体－肾上腺轴活动增强，使胃、十二指肠黏膜血流量下降，削弱了黏膜的自身防御功能，从而诱发溃疡的复发。另外，存在药物因素如口服水杨酸类、肾上腺皮质激素药物。有时同一患者可有两个或两个以上的诱因同时存在。

（5）复发与疗程有关：疗程短，未维持治疗者易复发。疗程短，胃黏膜修复不完善，胃黏膜屏障防御功能仍较弱，溃疡易复发。

（6）复发与溃疡愈合质量有关：初治溃疡，不同的溃疡愈合质量复发率不一样，H期较S期易复发，S1期较S2期愈合后易复发，这与S1期愈合虽然上皮完整但组织结构明显不正常有关。

133. 消化性溃疡复发的因素有哪些

溃疡病是一种慢性、复发性疾病，一般来讲，复发均有诱发因素，以下因素影响溃疡的复发。

（1）病史：有报告十二指肠溃疡病史在5年以上者复发率高。

（2）年龄：年龄在40岁以下、无溃疡病家族史的胃溃疡患者，溃疡治愈后复发的危险性最大；起病较迟的女性患者，溃疡复发的危险性也较大。另有报告提出，老年人消化性溃疡容易复发。复发的溃疡80%位于原瘢痕部位或其附近。

（3）吸烟：有研究表明，吸烟是溃疡复发的最大危险因素之一。有报道，用雷尼替丁150毫克作为维持剂量治疗的十二指肠溃疡，观察1年，吸烟者的溃疡复发率为23%，而不吸烟者仅为3.3%，差别非常明显。

（4）饮食：喜食辛辣刺激之物，不良饮食习惯，三餐不定时或暴饮暴食，均可导致溃疡复发。

（5）精神因素：精神紧张、焦虑、情绪不稳定，以及处于应激状态的患者，溃疡容易复发。

（6）幽门螺杆菌：抗分泌药物治疗可促使溃疡愈合，但又致胃内 pH 值升高，致幽门螺杆菌容易生长、繁殖，提供溃疡复发的有利条件。幽门螺杆菌与治愈后 1 年的十二指肠溃疡复发率有重要的关系。

（7）溃疡愈合质量：1990 年末，在夏威夷国际消化会议上，美国一位消化病权威首先提出了“溃疡愈合质量”的概念，引起了医学界的关注与认同。其实，人们早已注意到，在肉眼下（内镜下）观察溃疡愈合情况，并非都很好。有些溃疡貌似“愈合”，而实际上局部组织结构与功能成熟程度不高，容易复发。最新医学认为，真正意义上的溃疡愈合，必须从再生黏膜的组织学、超微结构与功能重建这三个方面进行综合评估。溃疡愈合质量高，再生黏膜组织结构与功能成熟程度高、黏膜及黏膜下结构重建更为完全，复发率自然就低。因此，评判溃疡药物的疗效，应以其能否真正提高“溃疡愈合质量”为客观标准，而把溃疡愈合速度放到次要地位。我们不妨回顾一下以往常用的抑酸药物，虽能使溃疡迅速愈合，且能改善溃疡症状，但溃疡愈合质量一般都不高。具体表现为：溃疡上皮下黏膜分化程度低、胃腺体囊性扩张，微血管减少及结构、排列紊乱，以及再生黏膜功能状态低下，微循环状态和分泌黏液的功能较差，保护性介质产生量少等，所以容易导致溃疡复发。

（8）其他原因：气温骤冷、高原气候不适应、酗酒、过度劳累等，均被认为与消化性溃疡的复发有关。

134. 消化性溃疡复发一定有临床症状吗

多数溃疡病复发时有相应的临床症状，如典型的节律性上腹痛等。但也有部分患者复发时无任何临床症状。原为无痛性溃疡者溃疡复发时一般无症状出现；部分原有疼痛的溃疡病患者在溃疡复发时也有可能无任何临床症状，这就要引起重视了。无症状的复发性溃疡常以并发症为首发症状出现，如大出血、穿孔等，因此，对消化性溃疡患者要定期进行大便隐血检查，必要时进行胃镜检查，以便能及时发现和治疗复发的溃疡，减少并发症的发生。

三、消化性溃疡的治疗

（一）西药治疗

135. 消化性溃疡治疗的目的和目标是什么

消化性溃疡的治疗目的在于缓解症状、促进溃疡愈合、防止并发症、预防复发，治疗的目标在于治愈溃疡，使其不再复发。但目前现有的各种疗法尚不能改变消化性溃疡的自然病程和彻底根治溃疡。

136. 治疗胃、十二指肠溃疡的方法有哪些

（1）生活调理：保持乐观的情绪、规律的生活，避免过度紧张与劳累，无论在本病的发作期或缓解期均很重要。

（2）饮食调理：急性活动期应少食多餐，病情平稳后应过渡到正常饮食，规律进食，细嚼慢咽。避免不良饮食因素的影响，戒除烟酒，避免食用咖啡、浓茶及辛辣刺激性食物。

（3）去除诱因：慎用致溃疡药物，如非甾体类抗炎药、肾上腺皮质激素、利血平等。积极治疗溃疡相关疾病，如肝

硬化、心功能不全、肾功能不全、甲状旁腺功能亢进症等。

（4）减少胃酸治疗：减少胃酸药物包括抗酸药和抑酸药两大类，目前常用于治疗消化性溃疡的抑酸药有 H_2 受体拮抗药及质子泵抑制药。

（5）胃黏膜保护药：常用的胃黏膜保护药有铋制剂和铝制剂。

（6）抗幽门螺杆菌治疗：目前认为，消化性溃疡不论其溃疡活动或静止、不论有无并发症（出血、穿孔）史，均为根除幽门螺杆菌治疗的适应证。

（7）改善胃肠动力治疗：部分消化性溃疡患者可出现恶心、呕吐、腹胀等症状，提示有胃潴留、排空延缓、胆汁反流或胃食管反流，可同时给予胃动力药辅助治疗。

（8）中医药治疗：中医药辨证治疗消化性溃疡也是一种较好的选择，临床效果较好。

（9）外科治疗：目前，药物治疗胃、十二指肠溃疡能取得很好的效果，单纯的胃、十二指肠溃疡已不主张手术治疗，但当溃疡并发大出血经内科治疗无效、急性溃疡穿孔、瘢痕性幽门梗阻、胃溃疡癌变等，应考虑手术治疗。

137．治疗胃、十二指肠溃疡的药物有哪几类

治疗胃、十二指肠溃疡的药物有五大类。

（1）抗酸药：抗酸药又分为两类，①吸收性抗酸药。这类药物口服后除在胃内中和胃酸外，尚易被肠道吸收而引起碱血症，因此还可用于酸血症和碱化尿液。常用药物如碳酸

氢钠。②非吸收性抗酸药。这类药物口服后，在胃内中和胃酸而不被胃肠道吸收。部分胶体制剂如氢氧化铝凝胶，除能中和胃酸外，尚可在溃疡面形成保护薄膜，减少胃酸和胃蛋白酶的损伤。

（2）胃酸分泌抑制药：按其作用机制分为以下四种。

① H_2 受体拮抗药。此类药物通过选择性抑制 H_2 受体而减少胃酸分泌，降低胃酸和胃蛋白酶的活性，常用的药物有西咪替丁、雷尼替丁等。

②胃泌素受体抑制药。如丙谷胺，由于与胃泌素组成相似，可竞争性地拮抗胃泌素的作用，抑制胃酸分泌。

③选择性抗胆碱药。此类药物对壁细胞的蕈碱受体有高度亲和力，可选择性地抑制胃酸分泌，而对其他部位的胆碱能受体作用微弱，常用的药物有哌仑西平。

④质子泵抑制药。此类药物可特异地作用于胃壁细胞，降低细胞中 H^+-K^+-ATP 酶的活性，从而抑制胃酸分泌，常用的药物如奥美拉唑、泮托拉唑等。

（3）胃黏膜保护药：胃黏膜保护药依其成分和作用机制不同而分为三种。

①胶体铋制剂。此类药物具有胶体特性，可在胃黏膜上形成牢固的保护膜，并通过铋离子对幽门螺杆菌的杀灭作用而发挥抗溃疡作用，常用的药物有胶体果胶铋、枸橼酸铋钾等。

②前列腺素及其衍生物。此类药物具有强大的细胞保护作用，并能通过降低细胞 cAMP 水平而减少胃酸分泌，从而发挥抗溃疡作用。

③铝制剂。铝制剂如氢氧化铝、硫糖铝等可覆盖于溃疡表面形成保护膜，有的还可吸附胃蛋白酶和胆汁酸，有利于

溃疡愈合。

（4）根除幽门螺杆菌药：幽门螺杆菌已被公认为是消化性溃疡病因之一，故对幽门螺杆菌有杀灭作用的药物阿莫西林、克拉霉素、四环素、甲硝唑等也常用于消化性溃疡的治疗。

（5）胃肠动力药：部分消化性溃疡患者可出现恶心、呕吐、腹胀等症状，提示有胃潴留、排空延缓、胆汁反流或胃食管反流，可同时给予胃动力药辅助治疗。

138.临床用于治疗消化性溃疡的抗酸药有哪些，如何使用

抗酸药是临床上使用最久，而且至今一直在应用的治疗消化性溃疡的一类药物，其作用机制是直接中和胃酸，同时还可降低胃蛋白酶的活性，现用于临床的有氢氧化铝、氧化镁、三硅酸镁、胃得乐、乐得胃、胃必治、碳酸钙、小苏打片等。

（1）抗酸药作用特点

①中和胃酸迅速，能较快地缓解溃疡引起的疼痛，止痛作用往往快于H_2受体阻滞药。

②胃酸过多不仅易形成溃疡，也会延缓溃疡愈合，制酸药与胃酸中和后可以减少胃酸，促进溃疡愈合。此外，有些药物如氢氧化铝凝胶还有胃黏膜保护作用。

③抗酸药在与其他抗溃疡药物配合应用时效果优于单用。

④制酸药价格低廉，一般人经济上能够承受，因此为一些卫生所常备药物之一。

（2）抗酸药的使用方法和要求

①餐后1～2小时服药，睡前加服1次。

②剂型和疗效。液剂疗效最佳，粉剂次之，片剂最差。

③疗程为6～8周，或至疼痛消失后2周。

④疗效差时可增加给药次数而不增加剂量。于餐后1小时和3小时各服1次，这种剂量不超过2周。

⑤可与抗胆碱能药物同服，以增加药物作用时间。

139. 碳酸氢钠治疗消化性溃疡有什么作用特点，如何应用

碳酸氢钠为抗酸药，口服能迅速中和或缓冲胃酸，而不直接影响胃酸分泌，因而胃内pH值迅速升高，缓解高胃酸引起的症状。制酸作用迅速而且强烈，但作用短暂，应用剂量一般不超过2周。

用法：每次1～2克，每日3次，口服。成人每日最大量为60岁以下者16.6克，60岁以上者8.3克。服用本药应于餐后1～3小时及睡前服。

不良反应及注意事项：口服后中和胃酸时可产生大量二氧化碳，增加胃内压力，并使胃扩张，故常有嗳气，并刺激溃疡面，对严重胃溃疡病人有引起胃穿孔的危险。胃内压和pH值的升高还能刺激胃幽门部，反射性地引起促胃泌素的释放，导致继发性胃酸分泌增加。如长期大量使用，可能引起碱血症，均需注意。由于本品存在一定缺点，治疗溃疡病时常与其他碱性药物组成复方使用，也常与解痉药合用。

140. 氧化镁有什么作用特点，如何应用

（1）氧化镁为抗酸药，中和胃酸作用强而持久，而且不产生二氧化碳。抗酸治疗，每次0.2～1克，每日3次，口服。疗程不宜超过2周。

（2）氧化镁不溶于水，在肠道不易吸收，镁离子在小肠部位具有高渗性，有轻泻作用，能把水分子引入肠腔，当肠腔内液体积聚达一定程度而超过肠道吸收能力时，导致腹泻。

（3）治疗溃疡的效果不甚理想，一般不单独使用。常与其他制酸药合用或者制成复方制剂使用。

（4）应该注意，口服后约有10%的氧化镁自肠道吸收，在肾功能不全的情况下容易引起高镁血症。

141. 氧化镁与哪些药物有相互作用

氧化镁（包括含氧化镁的复方制剂）与多种药物有相互作用，联用时需引起注意。

（1）与维生素D类药物同时使用，可导致高钙血症。

（2）与西咪替丁、雷尼替丁并用可减少后者吸收。

（3）与地高辛同时使用，后者吸收被抑制，血药浓度降低。

（4）与口服铁剂、异烟肼等药物并用时，吸收减少，不宜配伍。

（5）与左旋多巴并用时，后者吸收增加，胃排空延缓者常见。

（6）本药可干扰四环素类药物的吸收，应避免同时服用。

142. 氢氧化铝有什么作用特点，如何应用

（1）抗酸作用:氢氧化铝是典型的常用抗酸药,具有抗酸、吸附、局部止血和保护溃疡面等作用。该药中和或缓冲胃内已存在的胃酸，但对胃酸的分泌无直接影响。其抗酸作用持久而缓慢，对胃酸中和缓冲作用可导致胃内 pH 值升高，从而使胃酸过多的症状得以缓解。

（2）止血：氢氧化铝与胃酸作用时，产生的氯化铝有收敛作用，可局部止血，但是也有可能引起便秘。

（3）保护胃黏膜：氢氧化铝与胃液混合形成凝胶，覆盖在溃疡表面，形成一层保护膜，起机械保护作用。

（4）由于铝离子在肠内与磷酸盐结合成不溶解的磷酸铝自粪便排出，故尿毒症患者服用大量氢氧化铝后可减少肠道磷酸盐的吸收，从而减轻酸血症。

（5）应用方法：氢氧化铝凝胶（10%氢氧化铝的水混悬液），口服每次 5 ～ 8 毫升，每日 3 次，餐前 1 小时服用。病情严重可加倍。氢氧化铝片：每次 0.6 ～ 0.9 克，每日 3 次，餐前 1 小时服。

143. 氢氧化铝与哪些药物有相互作用

氢氧化铝（包括含铝的复方制剂）与多种药物有相互作用，联用时需引起注意。

（1）含铝的抗酸药，能干扰异烟肼、四环素的吸收，故

二药应该分开服用，至少间隔 1 小时。或改其他抗酸药。

（2）与西咪替丁、雷尼替丁同用，可使后者吸收减少，一般不提倡两药在 1 小时内同用。

（3）氢氧化铝片含多价铝离子，可与四环素类形成络合物而影响其吸收，故不宜合用。

（4）可通过多种机制干扰地高辛、华法林、双香豆素、奎宁、奎尼丁、氯丙嗪、普萘洛尔、吲哚美辛、异烟肼、维生素及巴比妥类的吸收或消除，使上述药物的疗效受到影响，应尽量避免同时使用。

（5）与各种肠溶片同用时，可使肠溶衣加快溶解，对胃和十二指肠有刺激作用。

144．如何评价抗酸药治疗消化性溃疡的疗效

抗酸药起效迅速，制酸作用好，价格低廉，临床普遍使用。但是，抗酸药治疗消化性溃疡也有一些不足。

（1）作用强度不够：抗酸药为胃酸中和药，降低胃酸的力量较弱，要求明显降低胃酸时，则该类药物达不到理想效果。

（2）维持时间短：抗酸药仅能维持很短的制酸时间，特别是夜间时间长，往往又是胃酸分泌较多的时间，抗酸药达不到如此长时间的作用。

（3）不良反应较多：抗酸药长期和大量使用可出现较多的不良反应，可影响肠道蠕动出现便秘或腹泻、代谢性碱中毒、肾功能损害、水钠潴留等。

单独服用抗酸药治疗溃疡，愈合率低，愈合时间较长，

复发率较高。因此，抗酸药的应用在临床上有一定的局限性，可作为止痛的辅助用药，而不作为消化性溃疡的治疗用药。

145. 为什么抗酸药以使用复方制剂为好，常用的复方制剂有哪些

由于不同种类碱性抗酸药的酸中和能力及与盐酸发生反应速度不同，其胃肠道不良反应和系统性作用也不同，因此将不同种类的抗酸药联合，制成复合制剂，以达到减少不良反应，增加中和胃酸的能力，并延长作用时间的效果，与单成分制剂比较，复方制剂疗效较好而不良反应较少。临床上使用较多的复方抗酸药有许多，列出以下几种供选择。

胃舒平：氢氧化铝片。每片含干燥氢氧化铝凝胶与三硅酸镁各200毫克，颠茄浸膏2.6毫克。每次4片，每日3次，饭前半小时或胃痛发作时嚼碎服。

胃得乐：胃乐、胃速乐。每片含次硝酸铋175毫克，硫酸镁200毫克，碳酸氢钠100毫克，大黄12.5毫克。每次4片，每日3次，饭前半小时或胃痛发作时嚼碎服。每次4片，每日3次，饭前半小时或胃痛发作时嚼碎服。

乐得胃：每片含次硝酸铋300毫克，碳酸镁400毫克，碳酸氢钠200毫克，弗郎鼠李皮25毫克。每次2片，每日3次，饭前半小时或胃痛发作时服。

复方铝酸铋：每片含铝酸铋200毫克，甘草浸膏粉300毫克，重质碳酸镁400毫克，碳酸氢钠200毫克，弗郎鼠李皮25毫克，茴香10毫克。每次2片，每日3次，饭后嚼碎服。

和露胃片：每片含氢氧化铝干凝胶90毫克，碳酸氢镁

235毫克，碳酸钙60毫克，溴丙胺太林3.75毫克，薄荷油0.9毫克。每次2～4片，每日3～4次，饭前半小时或胃痛发作时服。

立愈胃片：每片含氢氧化铝200毫克，三硅酸镁275毫克，维生素U 20毫克，盐酸羟苄利明5毫克，二甲硅油40毫克。每次2片，每日3次，咬碎或分成小块后用温开水送服。

146．什么是抗胆碱能药

在人体内有一支神经叫迷走神经，它将大脑中枢与胃相联结，迷走神经可以直接作用于胃黏膜的壁细胞，从而促进胃酸分泌，也可通过胃泌素间接地作用于胃黏膜壁细胞促进胃酸分泌。迷走神经的这种作用需要通过乙酰胆碱介质方可完成。抗胆碱药是一类与乙酰胆碱介质在结构上非常类似的药物，它可与乙酰胆碱发生竞争。当胆碱能药与乙酰胆碱受体结合时，并不能起到乙酰胆碱的介质神经传导作用，从而降低了迷走神经的兴奋冲动作用，在一定程度上抑制了胃酸的分泌，这就是抗胆碱能药治疗溃疡病的机制。同时，抗胆碱能药还可抑制消化道的运动，解除胃平滑肌的紧张（如痉挛）而有止痛作用。

147．为什么不推荐使用传统的抗胆碱能药治疗消化性溃疡

抗胆碱能药曾一直是治疗溃疡病的主要药物之一。由于多年应用所积累的经验和低廉的价格，所以至今该药仍在应用。常用的有阿托品、普鲁本辛、654-2（山莨菪碱）、颠茄

等药。但是，单独应用抗胆碱能药物治疗消化性溃疡疗效并不太理想，溃疡病往往需要3个月，甚至更长时间才能治愈，而且用药剂量偏大可出现一定的不良反应，如口干、视物模糊、阳痿、便秘、排尿困难等，对反流性食管炎、幽门梗阻、胃肠道出血、青光眼、前列腺肥大者禁用或慎用。由于传统的抗胆碱能药存在诸多不足，目前已不推荐用于治疗消化性溃疡，而应用于短期内解痉、止痛或辅助性治疗。

148. 为什么选择性抗胆碱能药可用于消化性溃疡的治疗

选择性抗胆碱能药与传统的抗胆碱能药相比，对壁细胞的 M_2 受体有高度亲和力，而对中枢及其外周的其他M受体几乎无作用，故应用一般剂量就能抑制胃酸的分泌，很少有其他抗胆碱药物对瞳孔、胃肠平滑肌、心脏、唾液和膀胱的不良反应。其疗效与西咪替丁相仿，与抗酸药合用明显增强疗效。因此，可用选择性抗胆碱能药治疗消化性溃疡。

149. 哌仑西平有什么作用特点，如何应用

（1）特点：哌仑西平为一种具有选择性的抗胆碱能药物，对胃壁细胞的毒蕈碱受体有高度亲和力，而对平滑肌、心肌和唾液腺等的毒蕈碱受体的亲和力低，故应用一般治疗剂量时，仅能抑制胃酸分泌，而很少有其他抗胆碱药物对瞳孔、胃肠平滑肌、心脏、唾液腺和膀胱肌等的不良反应。剂量增

大则可抑制唾液分泌，只有大剂量才能抑制胃肠平滑肌和引起心动过速。本品不能透过血脑屏障，故不影响中枢神经系统。口服、肌内注射或静脉注射本品后，无论是基础胃酸分泌，还是由外源性五肽胃泌素引起的胃酸分泌均受到抑制。本品对胃液的pH影响不大，主要是使胃液（包括胃蛋白酶原和胃蛋白酶）分泌量减少，从而使胃最大酸分泌和最高酸分泌下降。

（2）应用：临床主要用于各种酸相关性疾患，如十二指肠溃疡、胃溃疡、胃-食管反流症、高酸性胃炎、应激性溃疡、急性胃黏膜出血、胃泌素瘤等的治疗。常用剂量为50毫克，每日2次，早晚餐前1.5小时服用。疗程以4～6周为宜。症状严重者，一日量可加大到150毫克，分3次服，需长期治疗的患者，可连续服用3个月。

（3）不良反应：与剂量有关。常见不良反应有轻度口干、眼睛干燥及视力调节障碍等轻微不良反应，停药后症状即消失。偶有便秘、腹泻、头痛、精神错乱，一般较轻，有2%需停药。

（4）禁忌：①对本品过敏者禁用。②孕妇禁用。③青光眼和前列腺肥大者禁用。

（5）注意事项：①本品与西咪替丁合用可增强抑制胃酸分泌的效果。②肝肾功能不全者慎用。

150.什么是胃泌素受体拮抗药

1905年，英国学者Edkins首次在犬胃窦发现一种刺激因子，命名为胃泌素（Gastrin，GAS）。1964年，Gregory和Trace成功分离了胃泌素，同年确定了胃泌素-17的结构。

1989年日本学者首次证实在大鼠胃黏膜存在胃泌素受体。胃泌素是一种多肽激素，由胃窦G细胞分泌，与胃泌素受体特异性结合，主要具有刺激胃酸分泌和对胃肠黏膜的营养作用。已知胃的壁细胞表面有3种组胺受体：即乙酰胆碱受体、胃泌素受体和H_2受体。用于阻断胃泌素受体，抑制胃酸分泌的药物就叫做胃泌素受体拮抗药。胃泌素受体拮抗药临床开发的药物很少，目前仅丙谷胺应用于临床。

151. 丙谷胺有什么作用特点，如何应用

（1）特点：本品为胃泌素受体的拮抗药，化学结构与胃泌素（G-17）及胆囊收缩素（CCK）二种肠激肽的终末端化学结构相似。其功能基团酰胺基能特异性和胃泌素竞争壁细胞上胃泌素受体，因而能明显抑制胃泌素引起的胃酸和胃蛋白酶的分泌，对组胺和迷走神经刺激引起的胃酸分泌作用不明显。能增加胃黏膜氨基己糖的含量，促进糖蛋白合成，对胃黏膜有保护和促进愈合作用，能改善消化性溃疡的症状和促使溃疡愈合。

（2）应用：常用于胃和十二指肠溃疡、慢性浅表性胃炎、十二指肠球炎的治疗。每次0.4克，每日3～4次，餐前15分钟服用，连续服用30～60天，亦可根据胃镜或X线检查结果决定用药时间。

（3）不良反应：本品无明显不良反应，偶有口干、便秘、瘙痒、失眠、腹胀、下肢酸胀等，一般不需要特殊处理；个别报道有暂时性白细胞减少和轻度丙氨酸氨基转移酶升高。

（4）注意事项

①本品抑制胃酸分泌的作用较 H_2 受体拮抗药弱，临床已不再单独用于治疗溃疡病。

②用药期间应避免烟、酒及刺激性食物和精神创伤。

152. 什么是 H_2 受体拮抗药，治疗胃、十二指肠溃疡的 H_2 受体拮抗药有哪些

已知胃的壁细胞表面有 3 种组胺受体：即乙酰胆碱受体、胃泌素受体和 H_2 受体。用于阻断 H_2 受体，抑制胃酸分泌的药物就称为组胺 H_2 受体阻滞药。

H_2 受体位于壁细胞上，与胃酸分泌有关，H_2 受体拮抗药选择性地竞争结合壁细胞膜上的 H_2 受体，使壁细胞内 cAMP 产生，胃酸分泌减少。H_2 受体拮抗药不仅对组胺刺激的酸分泌有抑制作用，尚可部分地抑制胃泌素和乙酰胆碱刺激的酸分泌。

组胺是人体内的一种生物递质，当有相应的受体接纳时方可作用于有关的脏器。组胺受体有 H_1 和 H_2 两种，组胺 H_1 受体兴奋可引起支气管和消化道平滑肌收缩，而 H_2 受体存在于胃黏膜、心房、子宫等脏器和组织中。组胺与胃黏膜上的 H_2 受体结合，就能促进胃酸的大量分泌，临床上测定一个人的最大胃酸分泌量，采用组胺法就是这个原理。根据此原理，如果阻断 H_2 受体的传递作用，胃酸的分泌就会大大减少，1975 年根据此机制研制出的第一种 H_2 受体阻滞药得以临床应用，即我们仍在广泛应用的西咪替丁，我国于 20 世纪 80 年

代初开始应用，并很快国产化，又称甲氰咪胍。

西咪替丁自问世后即在全世界迅速而广泛的应用，由于其抑制胃酸能力较强，疗效超过了以往任何药物。因此，组胺 H_2 受体阻滞药西咪替丁的问世使胃溃疡、十二指肠溃疡的治疗有了突破性进展。在 1981 年又研制出了第二代产品雷尼替丁，此后法莫替丁也相继研制成功并用于临床。最近的研究还表明，组胺 H_2 受体阻滞药除了抑制胃酸和胃蛋白酶活性的作用外，还可改善胃黏膜的微循环而促进细胞再生尽早修复溃疡的作用。

153. 西咪替丁的临床特点如何，有哪些不良反应及注意事项

（1）特点：西咪替丁是第一个大规模应用的组胺 H_2 受体阻断药，其结构与组胺相似，含有一个咪唑环。本药主要作用于壁细胞上的 H_2 受体，起竞争性抑组胺作用，从而抑制基础胃酸的分泌，也抑制食物、组胺、五肽促胃泌素、咖啡因和胰岛素等刺激所诱发的胃酸分泌，使胃酸的量及酸度均下降。本药半衰期约 2 小时，主要在肝脏代谢，约 70%经肾排泄，少部分经粪便排出。

（2）应用：用于治疗胃溃疡、十二指肠溃疡、上消化道出血等。每次 0.4 克，每日 3～4 次，一般于饭后和睡前各服 1 次。治疗溃疡病疗程 4～6 周。

（3）不良反应：西咪替丁在体内分布广泛，药理作用复杂，不良反应较多。

①消化系统反应。较常见的有腹泻、腹胀、口苦、口干、

转氨酶轻度升高等，偶有严重肝炎、肝坏死、肝脂肪性变等。

②泌尿系统反应。近年来，有不少关于本品引起急性间质性肾炎，导致肾衰竭的报道。但此种毒性反应是可逆的，停药后肾功能一般均可恢复正常。为避免肾毒性，用药期间应注意检查肾功能。

③造血系统反应。本品对骨髓有一定的抑制作用，少数病人可发生可逆性中等程度的粒细胞减少，也有出现血小板减少及自身免疫性溶血性贫血的报道。尚有报道本品可引起再生障碍性贫血。用药期间应注意检查血常规。

④中枢神经系统反应。本品可通过血脑屏障，具有一定的神经毒性，较常见的有头晕、头痛、疲乏、嗜睡等症状。少数病人可出现不安、感觉迟钝、语言含糊不清、出汗、局部抽搐或癫痫样发作，以及幻觉、妄想等症状。

⑤心血管系统反应。可有心动过缓、面部潮红等。静脉注射时偶有血压骤降、房性早搏、心跳呼吸骤停。

⑥对内分泌的影响：由于具有抗性激素作用，用药剂量较大（每日在1.6克以上）时可引起男性乳房发育、女性溢乳、性欲减退、阳痿、精子计数减少等，停药后即可恢复。

⑦对皮肤的影响：可抑制皮脂分泌，诱发剥脱性皮炎、皮肤干燥、皮脂缺乏性皮炎、脱发、口腔溃疡等。皮疹、巨型荨麻疹、药物热等也时有发生。

（4）注意事项：由于该药代谢主要是通过肾脏，且清除随年龄的增长而减少，所以给老年人或肾衰竭的病人使用时要减少剂量，以防止中毒性精神错乱发生。

154. 西咪替丁与哪些药物有相互作用

西咪替丁与许多药物有相互作用，值得临床应用时注意。

（1）氢氧化铝、氧化镁或甲氧氯普胺（胃复安）与本品同时服用，可使本品的血药浓度降低。

（2）可能使硫糖铝疗效降低。因硫糖铝需经胃酸水解后才能发挥药效，西咪替丁抑制胃酸分泌，故可使硫糖铝的疗效降低。

（3）西咪替丁为肝药酶抑制药，通过其咪唑环与细胞色素 P450 结合而降低药酶活性。与普萘洛尔合用时，使其血清浓度升高，休息时心率减慢；与苯妥英钠或其他酰脲类合用，可能使后者的血药浓度增高，导致苯妥英钠中毒。

（4）与阿片类合用，有报告在慢性肾衰竭患者身上可产生呼吸抑制、精神错乱、定向力丧失等不良反应。

（5）本品可使维拉帕米（异搏定）的绝对生物利用度提高，由于维拉帕米有很严重的不良反应，因此应引起注意。

（6）与茶碱合用时，可使后者的去甲基代谢清除率降低20%～30%，升高其血药浓度。

（7）与苯二氮䓬类药合用，可能增加地西泮等的血浓度，加重镇静及其他中枢神经抑制症状，并可发展为呼吸及循环衰竭。

（8）患者同时服用地高辛和奎尼丁时，不宜再并用本品，因为本品可抑制奎尼丁代谢，而后者可将地高辛从其结合部位置换出来，结果使奎尼丁和地高辛的血药浓度均升高。

（9）本品可延缓咖啡因的代谢，与之合用时，能加强后者的作用，并易出现毒性反应。

（10）与华法林类抗凝药并用，可使后者自体内排出率下降，导致出血倾向。

（11）与四环素合用时，可使四环素的溶解速率下降，吸收减少，作用减弱；阿司匹林反之。

（12）与酮康唑合用可干扰后者的吸收，降低其抗真菌活性，但同服一些酸性饮料可避免上述变化。

（13）本品与卡托普利合用有可能引起精神病症状。

（14）由于本品有氨基糖苷类相似的肌神经阻断作用，这种作用不被新斯的明所对抗，只能被氯化钙所对抗。因此，与氨基糖苷类抗生素合用时可能导致呼吸抑制或呼吸停止

155. 雷尼替丁的临床特点如何，有哪些不良反应及注意事项

（1）特点：雷尼替丁是第二个广泛应用的组胺 H_2 受体阻断药。与西咪替丁不同的是它含有呋喃环，故又名呋喃硝胺。本品为选择性 H_2 受体拮抗药，能竞争性的阻挡组胺与胃壁细胞上的 H_2 受体结合，有效地抑制基础胃酸分泌及组胺、五肽促胃泌素和食物刺激后引起的胃酸分泌，降低胃酶的活性，还能抑制胃蛋白酶的分泌，但对促胃泌素及性激素的分泌无影响。它的抗分泌效能比西咪替丁强 5 ～ 10 倍，且作用时间长，因而用药的剂量和频率较西咪替丁少，不良反应也较小。它不具有抗雄激素的作用，不影响肾功能，通过血－脑屏障的量小。只是可轻微影响其他药物的代谢。口服后在体内分布广泛，半衰期约 2 小时，主要经肾排泄，部分在肝脏代谢。

（2）应用：用于治疗胃溃疡、十二指肠溃疡、上消化道出血、反流性食管炎等。每次 150 毫克，每日 2 次，早晚饭时服。治疗溃疡病疗程 4 ～ 6 周。

（3）不良反应

①消化系统。便秘、腹泻、恶心、呕吐、腹痛，也偶见有胰腺炎的报告。

②少数患者服药后引起轻度肝功能损伤，停药后症状即消失，肝功能也恢复正常。

③神经系统。较多的报告是头痛，有时比较严重。但由于本品可透过血脑屏障，造成可逆性的神志不清、精神异常、行动异常、激动、失眠。

④造血系统。粒细胞减少、血小板计数减少是常见的不良反应。健康情况不佳的病人服用本品，可能触发血液情况的更进一步恶化。

⑤罕见过敏反应，如荨麻疹、多形性红斑、血管神经性水肿、发热、支气管痉挛、过敏性休克。

⑥长期服用可持续降低胃液酸度，有利于细菌在胃内繁殖，从而使食物内硝酸盐还原为亚硝酸盐，形成 N- 亚硝基化合物。

（4）注意事项

①疑为癌性溃疡患者，使用前应先明确诊断，以免延误治疗。

②孕妇及哺乳期妇女禁用。8 岁以下儿童禁用。

③可降低维生素 B_{12} 的吸收，长期使用可致维生素 B_{12} 缺乏。

156. 雷尼替丁与哪些药物有相互作用

（1）与弱酸或弱碱药物合用，通过 H_2 受体阻断作用可使胃液 pH 值增高，使弱酸性药物（如水杨酸类、巴比妥类）解离度增大、吸收减少。而弱碱性药物（如麻黄碱）的吸收则增加。

（2）与对乙酰氨基酚、氨基比林和氟烷合用时，因雷尼替丁可延缓胃排空而降低对乙酰氨基酚的吸收，故使后者药效推迟。

（3）由于雷尼替丁能与细胞色素 P450 结合，大剂量使用本药会减慢氨基比林、对乙酰氨基酚、华法林、氟烷的代谢，升高其血药浓度，增强其药理活性。

（4）雷尼替丁可减少肝脏血流，使主要经肝脏代谢的利多卡因、倍他乐克的代谢减慢，作用增强。

（5）雷尼替丁能减慢心率，与普萘洛尔、维拉帕米、美西律等合用可增强后者作用。

（6）与维生素 B_{12} 合用可减少后者吸收，长期合用会导致维生素 B_{12} 缺乏。

（7）与普鲁卡因、N- 乙酰普鲁卡因合用可减慢后两者的肾清除速率。

157. 法莫替丁的临床特点如何，有哪些不良反应及注意事项

（1）特点：法莫替丁是第三个用于临床的组胺 H_2 受体阻断药。它的机构特征是含有噻唑环，具有对 H_2 受体亲和力高

的特点。本药可以有效地抑制基础胃酸、夜间胃酸和食物刺激引起的胃酸分泌，亦可以抑制组胺和五肽促胃泌素等刺激引起的胃酸分泌。它的抑制酸分泌的效能比雷尼替丁强6～10倍，比西咪替丁强30～100倍。因此，剂量更小，作用更强。半衰期为4小时，比其他H_2受体阻断药长，排泄途径主要经肾排出，约占80%，少部分经胆汁排泄。本药不影响肝药酶代谢。

（2）应用：用于治疗胃溃疡、十二指肠溃疡、上消化道出血、反流性食管炎等。每次20毫克，每日2次，早晚饭时服。治疗溃疡病疗程4～6周。

（3）不良反应：不良反应较少，最常见的有头痛、头晕、便秘和腹泻，发生率分别为4.7%、1.3%、1.2%和1.7%。偶有皮疹、荨麻疹（应停药）、白细胞减少、转氨酶升高等；罕见有腹部胀满感、食欲缺乏及心率增加、血压上升、颜面潮红、月经不调等。

（4）注意事项

①高龄及肾功能不良者，应减少剂量或延长给药间隔，服用本药应先排除胃癌的可能。

②肾衰竭或肝病者、有药物过敏史病人慎用。

③孕妇慎用，哺乳妇女使用时应停止哺乳，对小儿的安全性尚未确立。

158. 法莫替丁与哪些药物有相互作用

（1）丙磺舒可降低本药的清除率，提高本药的血药浓度。

（2）可提高头孢布腾的生物利用度，使其血药浓度升高。

（3）与咪达唑仑合用时，可能会因升高胃内pH值而导致咪达唑仑的脂溶度提高，从而增加后者的胃肠道吸收。

（4）可降低茶碱的代谢和清除，增加茶碱的毒性（如恶心、呕吐、心悸、癫痫发作等）。

（5）与抗酸药（如氢氧化镁、氢氧化铝等）合用，可减少本药的吸收。

（6）在服用本药之后立即服用地红霉素，可使后者的吸收度略有增加。此相互作用的临床意义尚不清楚。

（7）可减少头孢泊肟的吸收，降低头孢泊肟的药效。

（8）可减少环孢素的吸收，降低环孢素的血药浓度。

（9）可减少地拉夫定的吸收，降低地拉夫定的药效。

（10）与妥拉唑啉合用时有拮抗作用，可降低妥拉唑啉的药效。

（11）与伊曲康唑、酮康唑等药物合用时，可降低后者的药效。其机制为本药使胃酸分泌减少，从而导致后者的胃肠道吸收下降。

（12）可逆转硝苯地平的正性肌力作用，其机制可能为法莫替丁降低了心排出量和每搏心排出量。

159. 尼扎替丁的临床特点如何，有哪些不良反应及注意事项

（1）特点：尼扎替丁为新型组胺H_2受体阻断药，末端有一个硝基乙烯二胺结构，可以作用于胃黏膜细胞上的H_2受体，竞争性的抑制组胺与H_2受体结合，从而抑制胃酸分泌，抑酸

作用比西咪替丁强 8.9 倍。本药能显著抑制夜间胃酸分泌达 12 小时。口服本药 75 ～ 300 毫克后并不影响胃分泌中胃蛋白酶的活性，胃蛋白酶总分泌量的减少与胃分泌物体积的减少成正比。本药对基础血清促胃泌素或食物引起的高胃泌素血症几无作用。在给本药 12 小时后摄食，未见促胃泌素分泌反跳。本药无抗雄激素作用。半衰期 1 ～ 2 小时，清除迅速，90％经肾以原形排出，少部分经粪便排出。

（2）应用：用于治疗胃溃疡、十二指肠溃疡等。每次 150 毫克，每日 2 次，早晚饭时服。治疗溃疡病疗程 8 周。

（3）不良反应

①消化系统症状。包括腹痛、腹泻、恶心、呕吐、消化不良、便秘、口干、食欲缺乏和胃肠不适。

②神经系统症状。包括头痛、头晕、失眠或嗜睡、焦虑和神经质。

③呼吸系统症状。包括鼻炎、咽炎、鼻窦炎、咳嗽。

④其他不良反应。可见肌痛、无力、背痛、感染和发热，偶见皮疹、肝药酶增高、贫血、血小板减少症、过敏反应。

（4）注意事项

①对本药过敏者及其他 H_2 受体拮抗药过敏史者禁用。

②应用本品前需排除胃恶性肿瘤。

③因本品主要经肾脏排泄，中至重度肾功能不全的患者应减量用药。

160. 罗沙替丁的临床特点如何，有哪些不良反应及注意事项

（1）特点

①罗沙替丁是壁细胞上组胺 H_2 受体高度选择性和竞争性的拮抗药，其抗分泌效力是西咪替丁的 3～6 倍、雷尼替丁的 2 倍。

②本药无抗雄激素作用。

③对肝药酶无影响，不干扰经肝脏代谢药物的清除。

④口服后几乎能在胃肠完全吸收，生物利用度既不受进食影响，也不受抗酸药的影响，半衰期 4～8 小时，主要经肾排出，少部分在血浆中代谢。

（2）应用：用于治疗胃溃疡、十二指肠溃疡、反流性食管炎等。每次 75 毫克，每日 2 次，早晚饭时服。治疗溃疡病疗程 8 周。

（3）不良反应：不良反应发生率为 1.7%，主要有皮疹、瘙痒、嗜酸性粒细胞增多、白细胞减少、便秘或腹泻、恶心、腹胀、嗜睡等。罕见有头痛、头晕、失眠、倦怠及血压上升。少数可出现丙氨酸氨基转移酶升高。

（4）注意事项

①有药物过敏史患者慎用。

②孕妇和儿童用药的安全性尚未明确，一般不宜应用。哺乳妇女给药时应停止授乳。

③用药前诊断未明确者不宜使用，以免可能掩盖胃癌的症状。

161. 枸橼酸铋雷尼替丁的临床特点如何，有哪些不良反应及注意事项

（1）特点：枸橼酸铋雷尼替丁为枸橼酸铋和雷尼替丁经过化学合成的一种新型抗消化性溃疡药物，既具有雷尼替丁的 H_2 受体拮抗药的抑制胃酸分泌的作用，又有胶体铋抗幽门螺杆菌和保护胃黏膜的作用，其生物作用优于枸橼酸铋和雷尼替丁的混合物。

（2）应用：用于胃、十二指肠溃疡的治疗，与克拉霉素合用治疗幽门螺杆菌。每次 350 毫克，每日 2 次，早晚饭时服。治疗溃疡病疗程 4 ～ 6 周。

（3）不良反应：总不良反应发生率约 1%。

①胃肠道反应。如恶心、腹泻、腹部不适、胃痛、便秘等。可能出现肝功能异常。

②过敏反应较罕见。可出现皮肤瘙痒、皮疹等。

③其他不良反应。偶见头痛、关节痛；罕见粒细胞减少。

（4）注意事项

①本品不宜长期大剂量使用，连续使用不宜超过 6 周。

②服用本品后可见粪便变黑、舌发黑，属正常现象，停药后即会消失。

③有急性卟啉症病史或肌酐清除率＜ 25 毫克 / 分钟者，不能采用本品与克拉霉素联合治疗幽门螺杆菌的方案。

④对本品过敏者禁用。

⑤不建议用于孕妇、哺乳期妇女及儿童。

162. 联合应用多种 H_2 受体拮抗药能提高对消化性溃疡的疗效吗

H_2 受体拮抗药目前用于临床的有三代产品，第一代是西咪替丁，第二代是雷尼替丁，第三代是法莫替丁，抑制胃酸的强度依次增加。在治疗消化性溃疡时，一般选择其中一种，不主张 H_2 受体拮抗药之间联合应用，这样抑酸效果不会增加，疗效也不会增加，但不良反应有可能增加。如果出现 H_2 受体拮抗药治疗而效果不理想时，应充分分析影响治疗的因素，如去除诱因、停用治溃疡药物、根除幽门螺杆菌等；或改用抑酸作用更强的质子泵抑制药治疗，能起到更好的治疗效果。

163. H_2 受体拮抗药治疗消化性溃疡如何服药较合理

（1）常规治疗用法：按照药物手册或一般的药品说明书，其用法分别为：西咪替丁，每次 20 毫克，每日 3 次，睡前加服 1 次；雷尼替丁，每次 150 毫克，每日 2 次，早晚饭后服用；法莫替丁，每次 20 毫克，每日 2 次，早晚饭后服用。

（2）维持治疗用法：经治疗溃疡愈合，进入维持期后，应当调整每日 2～3 次的用法为每晚 8～9 时或睡前 1 次服用，这将更为方便和合理。

（3）夜间一次服药法：近年来研究发现，睡前单一剂量给药法在溃疡愈合的速度、症状的缓解和安全性等方面均与常规每日给药法相同。人体 24 小时胃酸分泌量约 150 毫克当量，其中 60%是在夜晚分泌的，特别是当人们入睡后，迷走神经活跃，促使胃酸大量分泌。如果夜晚胃酸分泌过量，易诱发胃、十二指肠溃疡，特别是十二指肠溃疡。白天的胃酸分泌量占总酸量的40%，相对夜晚要少，加之一日三餐，食物对胃酸具有缓冲作用。科学家指出，普通混合饮食可使白天的胃酸被中和50%左右，因此夜晚单剂量服用抑酸作用强的H_2受体拮抗药就能有效抑制过多的胃酸分泌，保护胃及十二指肠黏膜免遭酸的损害，以防止溃疡发生及复发。白天由于有食物对酸的缓冲作用，加之较为合理的饮食，剩余酸较少，无须再用抑酸药。如果按常规对已愈合患者继续于白天使用作用强的H_2受体拮抗药，特别是法莫替丁，可能造成胃酸过度抑制。故夜间一次性给药是科学的。

164.H_2受体拮抗药能长期服用吗

H_2受体拮抗药临床用于治疗消化性溃疡至今已有30年的历史，实践证明，H_2受体拮抗药是安全有效的抗溃疡药物。有资料显示，长期应用H_2受体拮抗药维持治疗达10年之久，尚无不良反应出现。若病情需要，可以长期服用H_2受体拮抗药，但此类药也有一定的不良反应，尤其是可损害肝、肾功能。因此，在使用过程中要经常监测肝、肾功能及血常规变化，一旦出现不良反应，就应该停药，或换用其他药物。

165.什么是质子泵抑制药，治疗胃、十二指肠溃疡的质子泵抑制药有哪些

质子泵就是H^+-K^+-ATP酶，位于壁细胞分泌小管膜上，

是壁细胞分泌胃酸的最终环节。质子泵抑制药能抑制位于壁细胞分泌面的质子泵，即 H^+-K^+-ATP 酶，通过抑制氢离子和钾离子交换而使氢离子不能最后进入胃腔。质子泵抑制药在受体和第二信使的作用下，位于胃壁细胞分泌管上的 H^+-K^+-ATP 酶分解 ATP 获得热能，通过 H^+/K^+ 转运机制，将胞浆内 H^+ 泵入胃腔，再与 Cl^- 形成胃酸。抑制 H^+-K^+-ATP 酶的活性即可阻断由任何刺激引起的胃酸分泌。临床应用的质子泵抑制药多为弱碱性药物，其原药活性极小，在肠道吸收入血后转运至胃黏膜壁细胞，最后到达分泌管和酸性腔，该处 pH 值＜1，使原药在此被质子化而带有正电荷并不断地聚集，且转化为具有生物活性的次磺酸和次磺酰胺后，再与 H^+-K^+-ATP 酶的巯基脱水耦联形成一个不可逆的共价二硫键，从而抑制该酶的 H^+/K^+ 转运机制，发挥抑制胃酸分泌作用。

目前临床上应用的药物有 6 种：奥美拉唑、兰索拉唑、泮托拉唑、雷贝拉唑钠、埃索美拉唑、艾普拉唑。

166. 质子泵抑制药有什么作用

（1）抑制胃酸分泌：质子泵抑制药口服后，在肠道吸收入血，在体内转化为具有生物活性的次磺酸和次磺酰胺，后者转运至胃黏膜壁细胞，最后到达分泌管和酸性腔，再与 H^+-K^+-ATP 酶的巯基脱水耦联形成一个不可逆的共价二巯键，从而抑制该酶的 H^+/K^+ 转运机制，发挥抑制酸分泌作用。这种结合是不可逆的，故质子泵抑制药的抑酸分泌作用强而持久。

（2）抗幽门螺杆菌：质子泵抑制药通过 3 个途径抗幽门螺杆菌。抑制幽门螺杆菌细胞壁三磷腺苷酶的活性而破坏细菌胞壁，从而发挥直接的杀菌作用；抑制幽门螺杆菌素酶的分泌，破坏细菌的生长环境；抑制胃酸分泌，改变胃内环境，提高胃内抗生素浓度，间接达到抗幽门螺杆菌作用。

（3）保护胃黏膜：在各种原因导致的胃黏膜损伤中，氧自由基是损害因素之一，质子泵抑制药有抗氧自由基作用，可抑制氧自由基对胃黏膜的损伤。动物实验证实，兰索拉唑可通过增加胃黏膜的氧合作用及二氧化碳的排泌作用来保护胃黏膜免受损伤。

167. 质子泵抑制药抑制胃酸有什么特点

（1）抑酸作用强：质子泵抑制药通过抑制 H^+、K^+-ATP 酶的最后通路来抑制胃酸分泌，能最大限度地抑制胃酸分泌，使胃酸分泌几乎为 0，且对基础胃酸和刺激性胃酸的分泌均有强烈的抑制作用。

（2）作用快：不同的质子泵抑制药起效时间不一样，一般口服后，经小肠吸收，0.5～1 小时内起效，0.5～3.5 小时药效浓度达峰值，作用持续 24 小时以上。

（3）抑酸持久：药物已被浓缩于泌酸细胞中，作用于酸分泌的最后阶段，抑制了质子泵以氢离子换钾离子的功能，且不受任何刺激物的影响。本药对质子泵的抑制作用具有不可逆性，只有待新的质子泵形成后，才能恢复其泌酸作用。而新生成的 H^+、K^+-ATP 酶药需 24 小时，这样质子泵抑制药就能长时间抑制胃酸分泌了。

（4）血药浓度低，不良反应少：质子泵抑制药与血浆蛋白的结合率约为95%，一般是一次性分布于壁细胞中，而血药浓度很低，其他组织和器官的药物浓度也较低，药物的血浆半衰期仅为0.5～1.5小时，这样因药物产生的不良反应相对较少。

168. 质子泵抑制药体内药物代谢有什么特点

（1）质子泵抑制药是一个碱性化合物，在酸性胃液中很不稳定，与胃酸接触易破坏，故口服制剂必须外裹保护膜后方可服用，一般为肠溶剂型。

（2）从肠道中吸收，与食物同服会影响药物吸收速度。

（3）小肠吸收后在肝内代谢，由尿中排泄。

（4）在血浆中迅速被清除，但却能选择性地浓集在壁细胞的酸性环境中，存留达24小时，因而作用持久。

169. 奥美拉唑治疗消化性溃疡有什么特点，如何使用

（1）特点：奥美拉唑是一种脂溶性的弱碱性药物，在酸性环境中，能特异性地作用于壁细胞顶端膜构成的分泌性微管和胞质的管状泡上，即壁细胞的质子泵（H^+-K^+-ATP酶）所在部位，并转化为亚磺酸胺活性成分，然后通过二巯键和质子泵的巯基呈不可逆的结合，生成亚磺酰胺与质子泵的复合物，从而抑制该酶活性，使壁细胞内的H^+不能转运到胃腔中，阻断了胃酸分泌的最后步骤，使胃液中的胃酸量大为减少，

对基础胃酸分泌和各种刺激因素引起的胃酸分泌均有很强的抑制作用。半衰期为0.4小时，选择性地浓缩在壁细胞的酸性环境中，存留达24小时，因而作用持久。

(2)应用:用于治疗胃溃疡、十二指肠溃疡、卓－艾综合征、反流性食管炎、上消化道出血等。每次20毫克,每日1～2次,饭前服用。十二指肠溃疡疗程通常为2～4周，胃溃疡和反流性食管炎疗程通常为4～8周。

（3）不良反应：本药的耐受性良好，不良反应少，可有以下不良反应出现。

①消化系统。腹泻、恶心、呕吐、腹痛及腹胀、便秘等，有些病例可发生胃黏膜增生和萎缩性胃炎；可引起血清丙氨酸氨基转移酶及碱性磷酸酶一过性升高，停药后可自行恢复正常。

②内分泌系统。可出现阳痿、男子乳房增大，以及女性月经紊乱等。此外，本品还有使胃泌素升高的报道。

③血液系统：长期应用可导致维生素B_{12}缺乏，引起血液障碍，主要表现白细胞减少，红细胞减少。

④对视力的影响。引起视觉损害，主要表现为视力恶化、视物昏花、视野缩小。

⑤过敏反应。少数患者服用奥美拉唑后可出现皮肤损害，表现为苔藓样皮炎，急性弥漫性表皮坏死，过敏性下肢水肿，皮肤红斑及全身瘙痒，颜面部及双上肢斑丘疹，严重者可出现过敏性休克。

⑥中枢神经系统。主要表现为可逆性意识错乱、易激动、抑郁、攻击、幻觉和指端麻木。

⑦其他不良反应。有用奥美拉唑后出现心动过速的报道。

偶可引起严重脱发。

（4）注意事项

①对本药过敏者、婴幼儿禁用。

②肝、肾功能不全者慎用，必要时可减量使用。

③药物对妊娠的影响。尽管动物实验未发现本药对妊娠或胎仔有不良影响，但仍建议孕妇尽可能不用本药。

④药物对哺乳的影响。尽管动物实验未发现本药对哺乳期妇女有不良影响，但仍建议哺乳期妇女尽可能不用本药。

170. 奥美拉唑与哪些药物有相互作用

（1）本药可提高胰酶的生物利用度，增强其疗效；二者联用对胰腺囊性纤维化引起的顽固性脂肪泻及小肠广泛切除术后功能性腹泻有较好疗效。

（2）对幽门螺杆菌敏感的药物（如阿莫西林等）与本药联用有协同作用，可提高清除幽门螺杆菌的疗效。

（3）本药具有酶抑制作用，与经肝脏细胞色素P450系统代谢的药物（如双香豆素、华法林、地西泮、苯妥英钠、硝苯地平、茶碱、安替比林等）合用时，可使后者的半衰期延长，代谢减慢。但在一般临床剂量下，本药所起的作用不大，对茶碱和安替比林的药动学影响要比西咪替丁小得多，对华法林的影响也无临床意义。

（4）与钙拮抗药联用时，两药体内清除均减慢，但无临床意义。

（5）本药可抑制泼尼松转化为活性形式，降低其药效。

(6) 与地高辛合用时，地高辛的吸收增加，有加重地高辛中毒的危险，合用时应减少地高辛剂量。

(7) 本药的抑酸作用可影响铁剂吸收。

(8) 本药可使四环素、氨苄西林及酮康唑等吸收减少，血药浓度降低，这与本药造成的胃内碱性环境有关。

(9) 本药可影响环孢素的血药浓度（升高或降低），但机制不明。

(10) 本药抑制胃酸使胃内细菌总数增加，致使亚硝酸盐转化为致癌性亚硝胺；联用维生素 C 或维生素 E，可能限制亚硝胺化合物形成。

171. 泮托拉唑治疗消化性溃疡有什么特点，如何使用

(1) 特点：泮托拉唑为胃壁细胞质子泵抑制药，在中性和弱酸性条件下相对稳定，在强酸性条件下迅速活化，其 pH 依赖的活化特性，使其对 H^+-K^+-ATP 酶的作用具有更好的选择性。本品能特异性地抑制壁细胞顶端膜构成的分泌性微管和胞浆内的管状泡上的 H^+-K^+-ATP 酶，引起该酶不可逆性的抑制，从而有效地抑制胃酸分泌。由于 H^+-K^+-ATP 酶是壁细胞泌酸的最后一个过程，故本品抑酸能力强大。它不仅能非竞争性抑制促胃泌素、组胺、胆碱引起的胃酸分泌，而且能抑制不受胆碱或 H_2 受体阻断药影响的部分基础胃酸分泌。本品与其他药物伍用时，具有药物间相互作用小的优点。本品通过肝细胞内的细胞色素 P450 酶系的第Ⅰ系统进行代谢，同时也可以通过第Ⅱ系统进行代谢。当与其他通过 P450 酶系代谢的药物

伍用时，本品的代谢途径可以通过第Ⅱ酶系统进行，从而不易发生药物代谢酶系的竞争性作用，减少体内药物间的相互作用。

（2）应用：主要用于治疗活动性消化性溃疡（胃、十二指肠溃疡）、反流性食管炎、卓－艾综合征，以及非甾体类抗炎药引起的急性胃黏膜损伤、应激状态下溃疡大出血。早餐前口服40毫克，每日1次。十二指肠溃疡疗程通常为2～4周，胃溃疡和反流性食管炎疗程通常为4～8周。

（3）不良反应

①过敏反应。荨麻疹、皮肤瘙痒、红斑、表皮坏死溶解等，严重者可出现过敏性休克。

②血液系统。白细胞减少和粒细胞缺乏，血小板减少。

③消化系统。恶心、腹泻、便秘。呕吐、腹痛、腹胀、消化不良、丙氨酸氨基转移酶升高。

④神经系统。有头痛、头晕、失眠、嗜睡、晕厥及一过性视力障碍等。

⑤其他不良反应。肌无力、横纹肌溶解症、肌炎和多肌炎，部分可引起间质性肾炎。

（4）注意事项

①妊娠头3个月及哺乳期妇女禁用本品。

②肾功能受损者不须调整剂量；肝功能受损者需要酌情减量。

③治疗胃溃疡时应排除胃癌后才能使用本品，以免延误诊断和治疗。

④本品抑制胃酸分泌的作用强，时间长，故应用本品时不宜同时服用其他抗酸药或抑酸药。

172. 兰索拉唑治疗消化性溃疡有什么特点，如何使用

（1）特点：兰索拉唑为新型质子泵抑制药，兰索拉唑因在吡啶环4位侧链导入氟而且有三氟乙氧基取代基，使其生物利用度较奥美拉唑提高30%以上，亲脂性也强于奥美拉唑，因此本品在酸性条件下被活化并迅速透过壁细胞膜与质子泵的巯基结合，抑制酶的活性，对基础胃酸分泌和所有刺激物（如组胺、氨甲酰胆碱等）所致的胃酸分泌均有显著抑制作用，抑制程度与本品浓度有明显的依赖关系。本品主要被肝脏的P450 Ⅲ A4和P50 Ⅱ C18代谢为砜基和羟基，次要代谢物为亚硫酸盐和羟基砜衍生物。主要经胆汁和尿排泄，尿中测不出原形产物，全部为代谢产物。

（2）应用：主要用于活动性消化性溃疡（胃、十二指肠溃疡）、反流性食管炎、卓－艾综合征，以及非甾体类抗炎药引起的急性胃黏膜损伤、应激状态下溃疡大出血的发生。早餐前口服30毫克，每日1次。十二指肠溃疡疗程通常为2～4周，胃溃疡和反流性食管炎疗程通常为4～8周。

（3）不良反应：不良反应发生率2%～4%，常见的轻度不良反应有头痛、头晕、嗜睡、腹泻、皮疹和皮肤瘙痒；少见有纳差、乏力、便秘和蛋白尿；个别报告偶见阳痿、焦虑、抑郁和肌痛。偶有丙氨酸氨基转移酶升高、总胆固醇升高、白细胞减少、嗜酸性细胞增多、血小板减少及尿酸升高等实验室检查的异常改变。

（4）注意事项

①对本品过敏者禁用。

②肝功能不全、妊娠、哺乳期妇女及老年患者慎用。对老年和肝病患者应注意调整剂量。

③本品可能延长地西泮、苯妥英钠的代谢及排泄，所以上述药物与兰索拉唑合用时，应注意调整本品剂量并仔细观察其反应。

④使用本品有可能掩盖胃癌症状，应在排除恶性肿瘤的基础上使用本品。

⑤尚未确立小儿用药的安全性（使用经验少）。

173. 兰索拉唑与哪些药物有相互作用

（1）兰索拉唑与对乙酰氨基酚合用时，可使后者的血浆峰值浓度升高，达峰时间缩短。

（2）罗红霉素与兰索拉唑合用时，罗红霉素在胃中的局部浓度增加，两者用于治疗幽门螺杆菌感染时具有协同作用。

（3）兰索拉唑与抗酸药合用能使兰索拉唑的生物利用度减小。其机制可能为胃内pH值的增加妨碍了兰索拉唑颗粒的溶解。故两者如需合用，应在使用抗酸药后1小时再给予兰索拉唑。

（4）兰索拉唑与茶碱联用时可轻度减少茶碱的血清浓度。两者联用时应在开始或停用兰索拉唑的时候，仔细监测茶碱的血清浓度。

（5）兰索拉唑可以显著而持久的抑制胃酸分泌，从而使伊曲康唑、酮康唑的吸收减少。故两者应避免同时使用。

（6）硫糖铝可干扰兰索拉唑的吸收，使其生物利用度减少，故兰索拉唑应在服用硫糖铝前至少30分钟服用。

（7）兰索拉唑和克拉霉素合用时，有发生舌炎、口腔炎和舌头变黑的报道。其确切机制不清。两者合用时应监测口腔黏膜的变化，必要时停用克拉霉素，同时减少兰索拉唑的剂量。

（8）因同类药物奥美拉唑有延缓地西泮及苯妥英钠代谢和排泄的作用，故兰索拉唑如需与地西泮及苯妥英钠合用时应慎重，注意调整本药剂量并仔细观察其反应。

174. 雷贝拉唑治疗消化性溃疡有什么特点，如何使用

（1）特点：雷贝拉唑与其他质子泵抑制药一样，都是在苯丙咪唑上进行结构衍生，即在吡啶和苯丙咪唑环进行不同基团衍生而来。由于雷贝拉唑是亲脂性的弱碱化合物，容易通过胃壁细胞进入高酸的胃壁细胞分泌小管内；在小管内低pH状态下，雷贝拉唑被快速活化，不再具有亲脂性，这样药物在小管不易透出高度聚集，被活化成次磺酰胺残基，形成二巯基的共价键，使 H^+、K^+-ATP酶失活，进而抑制胃酸分泌。

（2）应用：用于活动性十二指肠溃疡、良性活动性胃溃疡、胃－食管反流症的治疗；与适当的抗生素合用，可根治幽门螺杆菌。每次20毫克，每日1次，治疗十二指肠溃疡4～6周，胃溃疡6～8周。

（3）不良反应：常见的主要不良反应为便秘、头痛和腹泻，

停药后自行消失。约5.2%的患者可出现肝酶升高，如ALT、AST、ALP、γ-GTP、LDH、总胆红素上升。有报道服用本药可出现大疱疹或包括红斑在内的其他皮肤反应，当出现皮肤病损时应立即停药。

（4）注意事项

①对雷贝拉唑钠，苯丙咪唑替代品或对该制剂制备中使用的任何赋形剂过敏的患者禁用。

②孕妇和哺乳期妇女禁用。对于小儿的安全性尚未确立，没有使用经验。

③用雷贝拉唑钠治疗，应先排除存在的胃或食管癌。

④肝功能损伤的患者慎用。服用本品时，应定期进行血液检查及血液生化学如肝酶检查，发现异常，即停止用药，并进行及时处理。

175. 雷贝拉唑与哪些药物有相互作用

（1）由于本药可升高胃内pH值，与地高辛合用时，可促进地高辛的吸收并导致其血中浓度升高，故合用时应监测地高辛浓度。

（2）本药与含氢氧化铝、氢氧化镁的制酸药同时服用，或在服制酸药1小时后再服用，本药的平均血浆浓度和药时曲线下面积分别下降8%和6%。

（3）本药可减少酮康唑、伊曲康唑的胃肠道吸收，使后者疗效下降。

（4）对健康志愿者的观察中，尚未发现本药和地西泮、茶碱、华法林、苯妥英钠之间的相互作用。

（5）人体肝脏微粒体体外研究表明，雷贝拉唑钠可被CYP450的同工酶（CYP2C19和CYP3A4）代谢。研究表明有较低的潜在相互作用，然而，对环孢菌素代谢的影响与以前观察过的其他质子泵抑制药是相似的。

176. 埃索美拉唑治疗消化性溃疡有什么特点，如何使用

（1）特点：埃索美拉唑是奥美拉唑的S-异构体，通过特异性的靶向作用机制减少胃酸分泌，为壁细胞中质子泵的特异性抑制剂。奥美拉唑的R-异构体和S-异构体具有相似的药效学特性。埃索美拉唑到达壁细胞后，在分泌小管的酸性环境中转化为活性的抑制剂次磺酰胺，结合到质子泵，表现出高度选择性的酸抑制效应。埃索美拉唑为弱碱，在壁细胞泌酸微管的高酸环境中浓集并转化为活性形式，从而抑制该部位的H^+-K^+-ATP酶，对基础胃酸分泌和刺激的胃酸分泌均产生抑制。埃索美拉唑完全经细胞色素P450酶系统(CYP)代谢，大部分代谢依靠多形性的CYP2C19，生成埃索美拉唑的羟化物和去甲基代谢物。剩余部分依靠另一特殊异构体CYP3A4代谢生成埃索美拉唑砜，后者为血浆中的主要代谢物。并以代谢物形式从尿中排泄，其余的从粪便中排出，尿中的原形药物不到1%。半衰期约为1.3小时。

（2）应用：治疗消化性溃疡、卓-艾综合征、胃-食管反流性疾病、糜烂性反流性食管炎、幽门螺杆菌感染。每次20毫克 每日1次，药片应和液体一起整片吞服，而不应当

咀嚼或压碎。十二指肠溃疡疗程;4～6周，胃溃疡6～8周。

（3）不良反应：已确定或怀疑有下列不良反应，这些反应均没有剂量相关性。

①常见反应。头痛、腹痛、腹泻、腹胀、恶心、呕吐、便秘。

②少见反应。皮炎、瘙痒、荨麻疹、头晕、口干。

③罕见反应。过敏性反应，如血管性水肿，过敏反应，丙氨酸氨基转移酶升高。

（4）注意事项

①当出现任何报警症状，如显著的体重下降、反复的呕吐、呕咽困难、吐血或黑便，怀疑有胃溃疡或已患有胃溃疡时，应排除恶性肿瘤，因为使用埃索美拉唑片治疗可减轻症状，延误诊断。

②长期使用该药治疗的患者，特别是使用1年以上者，应定期进行监测。

③肾功能损害的患者无须调整剂量。对于严重肾功能不全的患者，由于使用该药的经验有限，治疗时应慎重。

④轻到中度肝功能损害的患者无须调整剂量。对于严重肝功能损害的患者，埃索美拉唑应调整剂量。

⑤目前无妊娠期使用埃索美拉唑的临床资料可供参考。给妊娠期妇女使用埃索美拉唑时应慎重。

⑥尚不清楚埃索美拉唑是否会经人乳排泄，也未在哺乳期妇女中进行过埃索美拉唑的研究，因此在哺乳期间不应使用埃索美拉唑片。

⑦尚无在儿童中使用埃索美拉唑的经验。

⑧老年患者无须调整剂量。

177. 埃索美拉唑与哪些药物有相互作用

（1）埃索美拉唑对其他药物药代动力学的影响对于那些吸收过程受胃酸影响的药物，在埃索美拉唑治疗期间，由于胃酸下降，可增加或减少这些药物的吸收，与使用其他泌酸抑制药或抗酸药一样，埃索美拉唑治疗期间酮康唑和依曲康唑的吸收会降低。

（2）埃索美拉唑抑制CYP2C19，后者为埃索美拉唑的主要代谢酶，因此当埃索美拉唑与经CYP2C19代谢的药物如地西泮、西酞普兰、丙米嗪、氧米帕明、苯妥英钠等合用时，这些药物的血浆浓度可被升高，可能需要降低剂量，合用埃索美拉唑30毫克可使CYP2C19降解的地西泮的清除下降45%。合用埃索美拉唑40毫克，可使癫痫患者血浆中苯妥英钠的浓度上升13%，因此，苯妥英钠治疗期间，当合用或停用埃索美拉唑时，建议监测苯妥英钠的血药浓度。

（3）在健康志愿者中，合用埃索美拉唑40毫克，可使西沙必利的血药浓度－时间曲线下面积（AUC）增加32%，消除半衰期延长31%，但并不显著性增高西沙必利的血浆峰浓度，这种相互作用不改变西沙必利对心脏电生理的影响。

（4）研究表明，埃索美拉唑对阿莫西林、奎尼丁或华法林的药代动力学没有临床相关性的影响，无配伍禁忌。

（5）埃索美拉唑经CYP2C19和CYP3A4代谢，埃索美拉唑与CYP3A4抑制药克拉霉素合用，可使机体对埃索美拉唑的血药浓度－时间曲线下面积加倍，但埃索美拉唑的剂量无须调整。

178. 艾普拉唑治疗消化性溃疡有什么特点，如何使用

（1）特点：艾普拉唑属不可逆性质子泵抑制药，其结构属于苯丙咪唑类。艾普拉唑经口服后选择性地进入胃壁细胞，转化为次磺酰胺活性代谢物，与 H^+-K^+-ATP 酶上的巯基作用，形成二巯键的共价结合，不可逆抑制 H^+-K^+-ATP 酶，产生抑制胃酸分泌的作用。目前尚无确切数据说明本品是否经肝脏 CYP2C19 酶代谢，但现有的临床试验数据提示，人体中 CYP2C19 酶的基因多态性不影响本品的疗效。

（2）应用：治疗胃、十二指肠溃疡。每次 10 毫克，每日 1 次，晨起空腹吞服（不可咀嚼），疗程为 4 周。

（3）不良反应

①常见不良反应。有腹泻、头晕、头痛、丙氨酸氨基转移酶升高。

②少见不良反应。有皮疹、荨麻疹、腰痛、腹胀、口干、口苦、胸闷、心悸、月经时间延长、肾功能异常（蛋白尿、BUN 升高）、心电图异常（室性期前收缩、一度房室传导阻滞）、白细胞减少等。

上述不良反应常为轻、中度，可自行恢复。本品已完成的Ⅲ期临床试验受试者用药的疗程为 4 周，目前尚未获得更长时间用药的安全性数据。

（4）注意事项

①对艾普拉唑及其他苯丙咪唑类化合物过敏者禁用。

②由于目前尚无用肝、肾功能不全者的临床试验资料，肝、肾功能不全者慎用。

③本品不能咀嚼或压碎，应整片吞服。

④本品抑制胃酸分泌作用强，对于一般消化性溃疡等疾病，不宜长期大剂量服用。

⑤使用前应先排除胃与食管的恶性病变，以免因症状缓解而延误诊断。

179. 如何合理服用质子泵抑制药

（1）服药频率：质子泵抑制药在小管内低 pH 状态下被快速活化，形成二巯基的共价键，使 H^+-K^+-ATP 酶失活，进而抑制胃酸分泌。这种分布是一次性的，可维持抑酸作用达 18 ～ 24 小时，需待新的 H^+-K^+-ATP 酶生成后才能恢复泌酸功能，故质子泵抑制药每日服药 1 次即可。

（2）给药剂量：增加剂量的效果弱于增加给药频率。因为质子泵抑制药从体内消除快，增加剂量并不会延长药物在体内的滞留时间，而增加给药频率可增大药物与分泌小管膜上质子泵的结合机会，有利于抑制胃酸分泌。

（3）不宜与 H_2 受体阻断药联用：H_2 受体阻断药阻止胞质小管泡上的静止泵转化为分泌小管的活化泵，当质子泵抑制药与其联用后，作用靶分子减少导致其作用受限。因此这两类抑酸药抑制胃酸呈相互拮抗作用，故应避免联用。

（4）宜餐前服：质子泵抑制药通过抑制壁细胞上 H^+-K^+-ATP 酶，对基础胃酸分泌和刺激的胃酸分泌均产生抑制，在这个过程中质子泵抑制对具有活性的 H^+-K^+-ATP 酶有亲和力，而对处于静止状态的 H^+-K^+-ATP 酶不起作用。进餐以后为适应消化的需要，H^+-K^+-ATP 酶活性增加，此时可增加质子泵药物作用强。进餐前15分钟服药，待药物吸收入血发挥作用时，正是H^+-K^+-ATP酶处于最活跃时间，有利于发挥其抑酸效果。

180. 联合应用多种质子泵抑制药能提高对消化性溃疡的疗效吗

在治疗消化性溃疡时，一般选择其中一种质子泵抑制药，不主张质子泵抑制药之间联合应用。质子泵抑制药作用于胃酸分泌的最后环节，不可逆地抑制H^+-K^+-ATP酶活性，接近于完全抑制胃酸分泌，且维持时间长达18～20小时，对于这样的抑酸效果再增加剂量和增加同类药物已是没有必要，相反还会增加药物的不良反应。如果出现质子泵抑制药治疗而效果不理想时，应充分分析影响治疗的因素，如去除诱因、停用治溃疡药物、根除幽门螺杆菌等，同时了解患者的服药依从性也很重要。

181. 质子泵抑制药长期使用安全吗

治疗消化性溃疡短期使用质子泵抑制药安全、有效，对于要长期维持治疗而长期应用质子泵抑制药者，其安全性值得关注。临床报道，有使用该类药物长达10年也无不良事件的案例。长期应用质子泵抑制药以下几个方面的问题值得关注。

（1）血浆胃泌素水平增高与肠嗜铬样细胞增生：质子泵抑制药长期抑制胃酸的同时，可以使血浆胃泌素水平持续升高。胃泌素对许多上皮细胞有促进生长的作用，长期可以发展成为类癌。但是目前研究尚无长期应用质子泵抑制药导致肠嗜铬样细胞增生癌变的临床证据。

（2）低胃酸与细菌过度生长：长期使用质子泵抑制药具有导致潜在胃内细菌过度生长的可能，后者可以将摄入的硝酸盐还原为亚硝酸盐和亚硝胺，这两种成分与胃癌的发生密切相关。

（3）抑制胃酸分泌与营养物质的吸收：长期使用质子泵抑制药可导致营养吸收障碍，特别是维生素 B_{12} 减少是一个值得关注的问题。

（4）长期使用质子泵抑制药与萎缩性胃炎：长期使用质子泵抑制药或 H_2 受体拮抗药，萎缩性胃炎或伴有肠化生的发生率增高。

（5）对胃动力的影响：强力抑酸后，可观察到胃的复合运动消失，胃收缩力降低，胃窦张力增加，胃排空延缓。

（6）增加患肺炎的危险性：荷兰 st. Radboud 大学医学院 Robert. F. Laheij 报道，一组 364 683 人使用抑酸药资料中，其中患肺炎人数 5 551 人，发生率 2.45%，而对照的不用抑酸药组发生率为 0.6%，提示强抑酸有增加患肺炎的危险性。

（7）骨质疏松：加拿大学者的一项调查研究显示，15 792 例 50 岁以上服用质子泵抑制药患者中，服药 5 年以上者有 62%出现了骨盆、手腕部及脊柱的骨质疏松；服药 7 年以上者，患骨质疏松的风险增加了 4 倍。揭示长期服用质子泵抑制药有导致骨质疏松的危险，其机制可能与质子泵抑制药强抑酸后减少了对钙的吸收有关。

182. 适度抑酸的要求是什么

消化性溃疡的发生与胃酸的损害密切相关，理论上讲，抑制胃酸越彻底则溃疡的愈合越好，但胃酸在人的消化及维持其他生理功能是必不可少的，强抑酸会导致许多不良影响，这就要求在溃疡病的治疗过程中适度抑酸。适度抑酸既能促进溃疡愈合，又能减少过度抑酸带来的不良反应。研究证明，胃酸损害导致溃疡常伴有胃蛋白酶的作用，而胃蛋白酶在pH值大于3.5时几乎失活，因此，最佳抑酸水平是使胃内pH值为3.5，每天维持18 小时左右，这样既符合抑制胃酸治疗溃疡的要求，又较小干扰胃肠道正常功能。适度抑酸的理念正为越来越多的人所接受，已成为消化性溃疡治疗的一种新趋势。

183. 如何合理选用降低胃酸的药物

降低胃酸药分为两种：一种为抗酸药，一种为抑酸药。

（1）抗酸药：多为碱性，主要用来中和胃酸，降低胃、十二指肠的酸度，其最佳服药时间是餐后60～90分钟。此类药物包括氢氧化铝、铝碳酸镁、碳酸氢钠等。据悉，新一代的抗酸药达喜还可以保护胃黏膜和吸附胆汁。

（2）抑酸药：为抑制胃酸分泌的药物，是目前治疗消化性溃疡的首选药物。此类药物包括H_2受体拮抗药（如西咪替丁、雷尼替丁），质子泵抑制药（如奥美拉唑等）。

对于活动期溃疡的治疗，H_2受体拮抗药由于其肯定的疗效、使用方便（可夜间一次服用）和安全性而被多数学者推荐为首选药物，目前尚难肯定哪一种 H_2 受体拮抗药为优，西咪替丁和雷尼替丁不良反应稍多。质子泵抑制药抑酸作用更强，对于疼痛较重，或并发出血的溃疡，可优先考虑使用，另外，质子泵抑制药也用于其他治疗失败的病例，可作为消化性溃疡的最终内科治疗，其中，以奥美拉唑最为常用。

胃溃疡单用抑酸药，可使大部分患者愈合，但有效率不如十二指肠溃疡，主要是由于胃溃疡患者大多数酸分泌正常，因此对于胃溃疡，抑酸药合用黏膜保护药可以提高疗效，硫糖铝和铋剂常用，现在铝碳酸镁应用渐广，疗效也较满意。铋剂特别适用于伴有幽门螺杆菌感染的患者。米索前列醇因不良反应多见，不宜常规应用。

由于胃溃疡和十二指肠溃疡在病理生理方面存在显著的不同，十二指肠溃疡以迷走神经功能亢进为主，胃酸和胃蛋白酶增多起主导作用，故应选用降低胃内酸度的药如质子泵抑制药及 H_2 受体拮抗药；胃溃疡的发生主要是胃黏膜屏障减弱引起，故胶体次枸橼酸铋、碳酸铝等较为常用。

治疗的疗程在十二指肠溃疡，4 周已足够；胃溃疡的疗程应延长至 6 ～ 8 周，应用至内镜或 X 线显示溃疡愈合。

184. 如何应用质子泵抑制药以减少不良反应的发生

（1）注意用药人群的选择：①对质子泵抑制药过敏、哺乳妇女、妊娠头 3 月的妇女禁用。因为妊娠期间使用质子泵抑制药的安全性经验非常有限。目前的研究初步表明，质子泵抑制药在妊娠头3个月内使用致先天异常的比例与对照组相同。②肝、肾功能不全者慎用。③有药物、食物过敏史或家族过敏史的患者慎用。④患者用药前需排除胃、食管恶性病变，以免因症状缓解而延误诊断。

（2）正确选择给药剂量及途径：肾功能不全时剂量不应超过每日40毫克，严重肝功能衰竭时剂量应隔日40毫克。尽量选择口服给药。

（3）与其他药物的合用要慎重：特别是与他汀类药合用要谨慎，因为可能使肌病发生机会增加。这可能与质子泵抑制药抑制CYP2C19和CYP3 A4，导致他汀类代谢降低，原形血药浓度增加有关。另外，质子泵抑制药与通过细胞色素P450酶系代谢的药物合用也有发生不良相互作用的可能。质子泵抑制药可降低胃液酸度，因而可使伊曲康唑、酮康唑等需要胃酸溶解吸收的药物的胃肠吸收减少，从而降低后者的临床疗效。

185. 什么是胃黏膜保护药

胃黏膜屏障包括黏液-碳酸氢盐屏障、胃黏膜屏障、胃黏膜血流、防御细胞，以及黏膜保护、修复因子。当胃酸、幽门螺杆菌、酒精、某些药物等损伤胃黏膜屏障，胃黏膜充血、糜烂，就会发生胃炎，甚则形成溃疡。因此，强化黏膜防卫能力，促进黏膜的修复是治疗胃黏膜损伤的重要环节之一。修复及防止胃黏膜屏障受到损害的药物称为胃黏膜保护药。

此类药物进入胃内之后，会变成无数不溶解的细小颗粒，可迅速和黏膜相结合，特别是和病损黏膜相结合后形成薄膜，覆盖在黏膜面上，使之不再受到各类有害物（胃酸、消化酶、药物等）的侵袭，起到隔离作用。它还可以促使黏膜细胞分泌黏液、碱性离子、前列腺素等保护性物质，有增进黏膜修复的功效。服用此类药物时，若喝水过多则会稀释药物，使覆盖在受损胃黏膜的药物颗粒减少，保护膜变薄，失去治疗作用。

186. 胃黏膜保护药有哪些

（1）胶体铋制剂：此类药物具有胶体特性，可在胃黏膜上形成牢固的保护膜并通过铋离子对幽门螺杆菌的杀灭作用而发挥抗溃疡作用。目前，市场上常用的国产胶体铋制剂主要有以下 3 种：

①枸橼酸铋钾。商品名德诺，每片含胶体次枸橼酸铋 120 毫克，每次 240 毫克，每日 3 次，早餐前半小时及睡前服用。

②胶体果胶铋。商品名维敏，主要成分是碱式果胶酸铋钾。每次 150 毫克，每日 3 次，于三餐前半小时服用，也可睡前加服 1 次。

③胶体酒石酸铋。每次 165 毫克，每日 3 次，于三餐前半小时服用，也可睡前加服 1 次。

（2）前列腺素及其衍生物：此类药物具有强大的细胞保护作用，并能通过降低细胞 cAMP 水平而减少胃酸分泌，从而发挥抗溃疡作用。米索前列醇，每次 200 微克，每日 4 次，饭前 1 小时及睡前服用。

（3）铝制剂：可覆盖于溃疡表面形成保护膜，有的还可吸附胃蛋白酶和胆汁酸，有利于溃疡愈合。达喜，每次1克，每日4次，饭前1小时及睡前服用。硫糖铝，每次1克，每日4次，饭前1小时及睡前服用。氢氧化铝凝胶，每次10毫升，每日4次，饭前1小时及睡前服用。

（4）胃柱状上皮细胞稳定药：促进胃柱状上皮细胞稳定性，抵抗各种损害；促进上皮细胞分裂、增殖和修复。麦滋林-S，每次2克，每日3次，饭前1小时服。替普瑞酮（施维舒），每次50毫克，每日3次，饭前1小时服。

187. 使用铋制剂有哪些注意事项

（1）铋制剂必须在酸性环境下才能与溃疡面炎性组织的糖蛋白络合，形成保护膜，需要注意的是抗酸药或抑酸药均可降低该药效用，应避免同用，也不要与牛奶同用。

（2）铋剂宜饭前及晚间睡前服，有利于铋制剂与溃疡面充分接触，与溃疡面的蛋白结合形成复合物，从而形成一道防止盐酸消化的屏障，起到保护胃黏膜的作用。

（3）铋可有少量吸收，造成积蓄中毒，故不宜长期使用，一般用药时间不超过6周为宜。

（4）服药后大便颜色会变黑色，停药后即可消退。

（5）用药期间可出现舌苔及牙齿变黑，停药后会消失。

（6）少数患者用药期间可出现口内有氨味，停药后会消失。

188. 铋制剂有哪些不良反应，如何避免

铋制剂主要在胃内发挥作用，很少被吸收入血，故常规用药很安全，具有良好的耐受性。但有以下不良反应，使用时应注意。

（1）少数患者可出现头晕、头痛、腹泻、便秘、恶心、皮疹及一过性丙氨酸氨基转移酶增高，但不影响治疗，发生率很低，停药后会很快恢复。

（2）铋属于金属物质，有一定的细胞毒性和神经毒性，如果服用含铋剂胃药时间过长，药物中所含的铋就会沉积于脑部、肝和肾脏，有发生铋性脑病和肝、肾损害的可能。铋剂所致脑病的主要表现为双手发麻，易疲劳，易激动，注意力不集中，记忆力减退等，停药后症状可缓慢消失。因此，长期服用含铋剂药物的患者，服药后如果出现排尿异常、记忆力和判断力减退，应立即停药，并及时去医院检查。长期大量服用铋剂产生的脑病和肾病与血清中铋的浓度直接相关，铋浓度小于50微克/升被认为是安全的，危险范围为50～100微克/升，血清铋浓度不应大于100微克/升。我们在临床上遇到有些患者无限制地服用铋剂，这是危险的。建议服用铋剂的疗程以4～6周为宜。

（3）尽管铋制剂尚无致畸胎作用的报道，但对妊娠妇女不主张应用铋制剂。

189．铋制剂的药物相互作用如何

（1）当服用一种铋制剂时，一般不加用另一种铋制剂，因为疗效不会增加，而不良反应增加。

（2）服用铋制剂时不宜与强抑酸药合用，因为铋制剂需在微酸条件下才能形成络合物以覆盖在溃疡表面。

（3）降低某些抗生素活性，如四环素、土霉素、诺氟沙星、环丙沙星等与铋制剂同服会影响其吸收，降低疗效。

190．枸橼酸铋钾的临床特点如何

（1）枸橼酸铋钾为胃黏膜保护药，其作用方式独特，既不中和胃酸也不抑制胃酸分泌，而是在胃液的酸性条件下，在溃疡表面或溃疡基底的肉芽组织处形成一种胶体沉淀，这层保护性的薄膜可以隔绝胃酸、酶及食物对溃疡黏膜的侵蚀作用。

（2）能刺激内源性前列腺素释放，促进胃黏液分泌。

（3）有抑杀幽门螺旋杆菌的作用。

（4）在胃中形成不溶性沉淀，仅有少量铋被吸收，与分子量5万以上的蛋白质结合而转运，铋主要分布在肝、肾组织中，通过肾脏从尿中排泄。

191．胶体果胶铋的临床特点如何

（1）胶体果胶铋为胃肠黏膜隔离药，在酸性介质中具有较强的胶体特性，可在胃黏膜上形成一层牢固的保护膜，增强胃黏膜的屏障保护作用。

（2）能刺激胃黏膜上皮细胞分泌黏液，增加对黏膜的保护作用。

（3）胶体果胶铋可杀灭幽门螺杆菌。

（4）与其他胶态铋制剂比较，本品的胶体特性好，为胶体碱式枸橼酸铋钾的7.4倍。此外，本品与受损伤黏膜的黏附性具有高度选择性，且对消化道出血有止血作用。

（5）胶体果胶铋口服后绝大部分随粪便排出体外，在肠道吸收甚微，血药浓度极低，按常规剂量服用，一般无肝、肾功能损害之不良反应。

192. 胶体酒石酸铋的临床特点如何

（1）胶体酒石酸铋在胃液内形成胶体性能甚佳的溶胶，与溃疡面及炎症表面有很强的亲和力，能形成有效的保护膜，隔离胃酸，保护受损的黏膜，并刺激胃肠黏膜上皮细胞分泌黏液，促进上皮细胞自身修复。

（2）本品对受损黏膜的黏附性甚佳而且具有止血作用。

（3）本品尚能杀灭胃幽门螺杆菌。

（4）本品口服后在肠道内吸收甚微，血药浓度和尿药浓度极低，绝大部分随粪便排出体外。痕量的铋吸收后主要分布于肝、肾等组织中，以肾脏居多，主要通过肾排泄。

193．硫糖铝的临床特点如何，有哪些不良反应及注意事项

（1）特点：硫糖铝是蔗糖硫酸酯碱式铝盐，不溶于水，在酸性环境下，可解离为带负电荷八硫酸蔗糖，聚合成胶体，具有多种药理作用：能与胃蛋白酶络合，抑制胃蛋白酶的蛋白分子活性；与胃黏膜蛋白络合，形成保护膜，显示较强的黏膜保护作用，促进黏膜再生及增强黏膜抵抗；还具有吸附胃蛋白酶，中和胃酸、胆汁酸的作用，但作用弱。硫糖铝还能吸附唾液中的表皮生长因子，浓集于溃疡处，促进溃疡愈合；也能刺激前列腺素 E 的合成，刺激表面上皮分泌碳酸氢根及起细胞保护作用。

（2）适应证：常用于胃、十二指肠溃疡的治疗。

（3）不良反应：不良反应发生率约为 4.7%，较常见的是便秘；少见或偶见的有腰痛、腹泻、眩晕、昏睡、口干、消化不良、恶心、皮疹、瘙痒及胃痉挛。长期大剂量用药，增加磷丢失，引起低磷血症，可能出现骨软化。

（4）注意事项

①本品须空腹时服用，嚼碎与唾液搅和或研成粉末后服下能发挥最大疗效。

②本品如必须与制酸药合用时，制酸药应在硫糖铝服后 1 小时给予。

③长期大剂量服用本品，可能会造成体液中磷的缺乏，因此甲状腺功能亢进、佝偻病等低磷血症病人不宜长期服用。

④本品连续应用不宜超过 8 周。

194. 硫糖铝与哪些药物有相互作用

（1）本药可降低口服抗凝药（如华法林）、地高辛、喹诺酮类药物（如环丙沙星、洛美沙星、诺氟沙星、司帕沙星）、苯妥英钠、布洛芬、吲哚美辛、氨茶碱、甲状腺素等药物的消化道吸收。硫糖铝与这些药物必须同时服用时，与这些药物的服药时间宜间隔 2 小时以上。

（2）本药可影响四环素的胃肠道吸收，其机制可能与四环素和铝离子形成相对不溶的螯合物有关。故应避免同时应用。如必须合用，应至少在服用四环素 2 小时后给予硫糖铝，应避免在服用四环素前给予硫糖铝。

（3）本药可明显影响阿米替林的吸收，但确切机制还不清楚。如需两药合用，应尽量延长两药间隔时间，并注意监测阿米替林的疗效，必要时增加阿米替林的剂量。

（4）本药与多酶片合用时，两者疗效均降低。这是因为，一方面多酶片中含有胃蛋白酶、胰酶和淀粉酶，本药可与胃蛋白酶络合，降低多酶片的疗效；另一方面，多酶片的药理作用与本药相拮抗，所含消化酶特别是胃蛋白酶可影响溃疡愈合，故两者不宜合用。

（5）制酸药可干扰硫糖铝的药理作用，硫糖铝也可减少西咪替丁的吸收，通常不主张硫糖铝和西咪替丁合用。但临床为缓解溃疡疼痛也可合并应用制酸药，后者须在服用本药前半小时或 1 小时后给予。

（6）本药在酸性环境中起保护胃、十二指肠黏膜作用，故不宜与碱性药合用。

（7）抗胆碱药可缓解硫糖铝所致的便秘和胃部不适等不

良反应。

（8）本药可干扰脂溶性维生素（维生素 A、维生素 D、维生素 E 和维生素 K）的吸收。

195. 铝碳酸铋的临床特点如何，有哪些不良反应及注意事项

（1）特点:本品可以轻微中和胃酸,起保护性的制酸作用；也可以吸附肠道内毒素、细菌、病毒，在胃肠黏膜创面形成一层薄的保护膜，在毒素与黏膜细胞结合之前将其阻止在肠腔内，有保护胃肠黏膜及收敛作用。

（2）适应证：可用于胃、十二指肠溃疡的治疗。

（3）不良反应：中和胃酸时所产生的二氧化碳可能引起嗳气，继发性胃酸分泌增加，以及引起严重胃溃疡者的溃疡穿孔。长期或大量服用可引起便秘和铋性脑病。

（4）注意事项

①本品连续使用不得超过 6 周。

②孕妇、肾功能不全者禁用。

196. 胃膜素的临床特点如何，有哪些不良反应及注意事项

（1）特点：胃膜素是从猪黏膜中提取的一种以黏蛋白为主要成分的生物活性药物，遇胃酸形成极为黏稠的胶状物，附着于胃黏膜上，保护溃疡面，减少胃酸刺激，因而促进愈合。此外，也能降低胃液的酸度，拮抗消化酶的作用。

（2）适应证：用于治疗胃、十二指肠溃疡，胃酸过多症及胃痛等。

（3）不良反应

①消化系统。便秘、腹泻、腹胀、口渴、恶心、腹痛。

②肝脏。AST、ALT 轻度升高。

③过敏反应。皮疹、全身瘙痒。

（4）注意事项

①本品宜饭前 1 小时或睡前服用。服药期间禁食辛辣食品。

②出现过敏应停用。

③孕妇哺乳期要慎用。

④一般情况下，老年人生理代谢功能低下，故需减量使用。

197. 麦滋林-S 的临床特点如何，有哪些不良反应及注意事项

（1）特点：本品为一种新型抗溃疡药，内含两种有效成分。

①水溶性薁系自菊科植物花中提取的一种化学物质，近年研究发现其具有下述作用：抑制多种致炎物质引起的炎症，且作用较为持久；通过局部直接作用抑制炎性细胞释放组胺；增加黏膜内前列腺素 E_2 的合成，促进肉芽形成和上皮细胞新生；降低胃蛋白酶的活性。

② L- 谷酰胺，系自绿叶蔬菜中分离提取得到的两种人体非必需氨基酸，亦具有多种生物活性，如增加葡萄糖胺、氨基已糖、黏蛋白的生物合成和促进溃疡组织再生等。二者的

联合应用有利于溃疡组织的再生、修复和形成保护性因子。其优点在于主要发挥局部作用，而不是阻断 H_2 受体，因此极少发生不良反应。

麦滋林 -S 颗粒的代谢、排泄速度慢，生物半衰期长，经一次口服药物以后，血药浓度在 48 小时内仍然保持一定水平，说明此药药效持久。

（2）应用：治疗胃、十二指肠溃疡，并有较好的预防溃疡复发的作用。每日 1.5 ～ 2.5 克，分 3 ～ 4 次服用。

（3）不良反应

①消化系统。恶心、呕吐、便秘、腹泻、腹痛、恶心、胃部不适感。

②过敏症。发疹、荨麻疹、瘙痒感。

③肝脏。可出现丙氨酸氨基转移酶、乳酸脱氢酶、碱性磷酸酶、γ- 谷氨酰转肽酶上升等肝功能障碍。

④其他。颜面潮红。

（4）注意事项：建议直接吞服，避免用水冲服。

198. 洁法酯的临床特点如何，有哪些不良反应及注意事项

（1）特点：洁法酯为一异戊间二烯化合物，具有加速新陈代谢，调节肠胃功能和胃酸分泌，加强黏膜保护等作用。作用机制可能是直接作用于胃黏膜上皮细胞，增强其抗溃疡因子的能力。

（2）应用：治疗胃、十二指肠溃疡，急、慢性胃炎。每次 0.8 克，每日 3 次，饭后服用。

（3）不良反应：偶见口干、恶心、视物模糊、头晕、心悸、排尿困难的症状，严重者应立即停药。

（4）注意事项

①前列腺肥大、青光眼、幽门狭窄及严重心脏病等患者慎用。

②孕妇不宜服用，哺乳期妇女慎用。

199. 替普瑞酮的临床特点如何，有哪些不良反应及注意事项

（1）特点：替普瑞酮有广谱的抗消化性溃疡的作用，并具有以下特点：

①增加胃黏液，促进胃黏液中防御因子、高分子糖蛋白和磷脂质等的合成与分泌，以及维持胃黏膜和疏水层的正常结构。

②保护胃黏膜，促进黏膜表面上皮细胞的修复能力，促进胃黏膜损伤的愈合。

③增强黏膜血流。

④提高胃黏膜中前列腺素的生物合成能力。

⑤抑制胃黏膜中的脂质过氧化物的增加。

⑥替普瑞酮不影响胃液的分泌和胃运动等生理功能。

（2）应用：用于胃溃疡、慢性胃炎的治疗。每次 50 毫克，每日 3 次，饭前 30 分钟服用。

（3）不良反应

①消化系统。便秘、腹泻、腹胀、口渴、恶心、腹痛。

②肝脏。丙氨酸氨基转移酶、天门冬氨酸氨基转移酶轻

度升高。

③精神神经系统。头痛、皮疹、全身瘙痒。

（4）注意事项

①出现过敏应停用。

②孕妇及哺乳期妇女要注意慎用。

③一般情况下，老年人的生理代谢功能低下，故需酌情减量使用。

200. 甘珀酸钠的临床特点如何，有哪些不良反应及注意事项

（1）特点：甘珀酸钠又名生胃酮。本品能增加胃黏膜的黏液分泌，减少胃上皮细胞的脱落，能在胃黏膜细胞内抑制胃蛋白酶原，在胃内可与胃蛋白酶结合，抑制酶的活力约50%，从而保护溃疡面，促进组织再生和愈合。本品还通过刺激肾上腺或增强内源性皮质激素的作用而呈现抗炎作用。本品大部在胃中吸收，胃内 pH 值＞ 2 时，吸收减少。有肠肝循环，主要自粪便排泄。99%以上与血浆蛋白结合，血浆中治疗浓度为 10 ～ 100 微克 / 毫升。

（2）应用：临床主要用于治疗慢性胃溃疡，对十二指肠溃疡疗效略差。每次 50 毫克，每日 3 次，饭后服用。

（3）不良反应

①可有头痛、腹泻、潮红等不良反应。

②钠水潴留（醛固酮样作用），发生率可高达 60%。头痛、水肿、呼吸困难、心力衰竭、高血压及癫痫发作，均可见于钠水潴留的病人。

③低钾血症可见于30%～60%的病人，表现为肌无力、麻痹、心律失常和缺钾肾病。

④少数病人有对糖耐受性损伤的表现，可能继发于低钾血症。

（4）注意事项

①用药过程中要注意监测血压、体重。凡体重增加4%～5%或出现水肿，此时应进行血浆电解质的测定。

②低血钾可见明显增高地高辛等强心苷的毒性，正在使用洋地黄的病人不宜服用本品。每周应检测血钾一次，必要时可补充钾盐。

③心、肝、肾功能不全及老年病人慎用。

④抗酸药及抗胆碱药可能会减少本品的吸收。

⑤此药不良反应较多，已少用。

201. 伊索拉定的临床特点如何，有哪些不良反应及注意事项

（1）特点

①本品为胃黏膜保护药，通过强化胃黏膜上皮细胞间的结合，抑制上皮细胞的剥离、脱落和细胞间隙的扩大，增强黏膜细胞的稳定性，以发挥黏膜防御作用，抑制有害物质透过黏膜。其作用机制与提高胃黏膜细胞内cAMP、前列腺素、还原型谷胱甘肽及黏液糖蛋白含量有关。

②增加胃黏膜血流量，尤其是增加溃疡边缘的血流量，促进溃疡愈合。

③伊索拉定不影响基础胃酸分泌，不刺激胃酸分泌。

（2）应用：治疗胃溃疡。每次2毫克，每日2次，饭前30分钟服用。

（3）不良反应：偶有头晕、恶心、呕吐、便秘、腹泻、皮疹、食欲减退、上腹不适。偶见转氨酶可逆性升高。

（4）注意事项

①出现皮疹不良反应时，应停药。

②老年人减少剂量，应从小剂量（2毫克/日）开始，根据反应情况适当调整剂量。

③肝功能异常，以及小孩、孕妇慎用。

202. 瑞巴派特的临床特点如何，有哪些不良反应及注意事项

（1）特点

①瑞巴派特为胃黏膜保护药，具有保护胃黏膜及促进溃疡愈合的作用。

②有清除氧自由基的作用，通过降低脂质过氧化等作用，保护因自由基所致的胃黏膜损伤。

③增加胃黏膜血流量。

④促进前列腺素 E_2 的合成和胃黏液分泌。

⑤对基础胃酸分泌几乎不起作用，对刺激胃酸分泌也未显示出抑制作用。

（2）应用：用于胃溃疡的治疗，通常成人每次1片（含瑞巴派特100毫克），每日3次，早、晚及睡前口服。

（3）不良反应

①血液系统。可引起白细胞减少（发生率不足0.1%），

也有血小板减少的报道。

②精神神经系统。有导致麻木、眩晕、嗜睡的报道。

③胃肠道。发生率不足0.1%，有味觉异常、嗳气、呕吐、胃灼热、腹痛、腹胀、便秘、腹泻等。另有引起口渴的报道。

④肝脏。引起丙氨酸氨基转移酶、天门冬氨酸氨基转移酶、γ-谷氨酰转肽酶、碱性磷酸酶升高等肝功能异常。另有发生黄疸的报道。

⑤内分泌系统/代谢。有引起乳腺肿胀、乳房疼痛、男性乳房肿大，诱发乳汁分泌的报道。

⑥呼吸系统。有引起咳嗽、呼吸困难的报道。

⑦过敏反应。发生率不足0.1%，可有皮疹、瘙痒、药疹样湿疹等。另有引起荨麻疹的报道。

⑧其他。本药所致的月经异常、血尿素氮（BUN）升高、水肿等的发生率不足0.1%。另有引起心悸、发热、颜面潮红的报道。

（4）注意事项

①对本品成分有过敏者禁止服用。

②根据动物实验（大白鼠）报告，药物可向母乳中转移，故哺乳期妇女用药时应避免哺乳。

③由于老年患者生理功能低下，应注意消化系统的不良反应。

203. 米索前列醇的临床特点如何，有哪些不良反应及注意事项

（1）特点

①米索前列醇为合成的前列腺素 E_1 衍生物，能加强胃黏膜屏障，防止胃酸侵入，从而起到保护胃黏膜的作用，促进消化性溃疡的愈合和减轻症状。

②刺激胃黏液分泌，增加重碳酸钠的分泌和膦酸酯的合成。

③增加胃黏膜血流量。

④米索前列醇与胃内的前列腺素 E 受体结合，有抑制单磷酸环腺苷，促组胺形成的作用，因此本品也具有明显的抑制基础胃酸分泌作用。

⑤本品对血清促胃泌素水平很少有影响或无影响。

（2）应用：用于胃、十二指肠溃疡的治疗。每次 200 微克，每日 4 次，于餐前和睡前口服。

（3）不良反应：有恶心、头痛、腹痛和腹泻等，但轻微且短暂，一般不影响服药。有些妇女有子宫出血，部分早孕妇女服药后有轻度恶心、呕吐、眩晕、乏力和下腹痛，极个别妇女可出现潮红、发热及手掌瘙痒。

（4）注意事项

①米索前列醇对妊娠子宫有收缩作用，除用于终止早孕外，孕妇禁用。本品用于终止早孕时，必须与米非司酮配伍，严禁单独使用。

②本品虽在治疗剂量下并不导致低血压，但有脑血管或冠状动脉病变的病人仍应慎用。

③对前列腺素类过敏者禁用。

④本药的活性代谢物是否可经乳汁排泄尚不清楚，因此不应用于哺乳期妇女。

204. 甘草锌的临床特点如何，有哪些不良反应及注意事项

（1）特点：本品为豆科植物甘草的根中提取得到的有效成分与锌结合的含锌药物。甘草的抗溃疡成分能增加胃黏膜细胞的己糖胺成分，提高胃黏膜的防御能力。促进黏膜再生和延长胃上皮细胞的寿命，加速溃疡愈合。锌是在十二指肠和近端小肠内吸收，人体锌的主要排泄途径为肠道。内服甘草锌 2 ～ 4 小时血锌即达最高浓度，6 小时后恢复正常，不造成体内蓄积。

（2）应用：主要用于口腔、胃、十二指肠及其他部位的溃疡。每次 0.5 克，每日 3 次，口服。

（3）不良反应

①可见轻度恶心、呕吐和便秘等反应。

②少数病人会出现排钾潴钠和轻度水肿的不良反应，长期服用应注意监测血液锌、钾、钠浓度。

（4）注意事项

①心、肾功能不全和重度高血压患者应慎用。

②用量较大、疗程较长时，个别病人可能出现排钾潴钠和轻度水肿的不良反应，但停药后症状可自行消失。必要时可通过限制钠盐摄入量或加服氢氯噻嗪和枸橼酸钾或服小剂量螺内酯等对症处理，一般不影响继续用药。

205. 胸腺蛋白口服液的临床特点如何，有哪些不良反应及注意事项

（1）特点：胸腺蛋白（欣洛维）是从健康乳猪新鲜胸腺中提取的具有较强生物活性的中分子蛋白物质，是一种新型的胃黏膜保护剂。直接促进胃肠黏膜上皮细胞、成纤维细胞的再生修复，通过增强胃黏膜 Na^{+}-K^{+}-ATP 酶活性，增加胃黏膜前列腺素合成，降低血浆内皮素水平，修复表皮细胞和成纤维细胞，增加细胞 DNA 合成而保护和营养胃黏膜，促进溃疡愈合。

（2）应用：用于胃、十二指肠溃疡的治疗。每次 6 毫升，每日 2 次，口服。

（3）不良反应：尚未见明显不良反应，耐受性良好。偶尔出现轻度口干、乏力、头晕。

（4）注意事项

①对本品过敏者禁用。

②早晚餐后 2 ～ 3 小时服用为宜。

③本品若有絮状沉淀则不宜服用。

206. 醋氨己酸锌的临床特点如何，有哪些不良反应及注意事项

（1）特点：醋氨己酸锌可保护胃黏膜，促进细胞再生，并可以通过谷胱甘肽的巯基形成巯醇盐来维持细胞膜的稳定。能增加胃黏膜的血流，抑制肥大细胞脱颗粒，防止组胺增加及刺激胃酸分泌，有轻度抑制胃酸分泌作用。它还可以清除

体内的自由基，使体内氧化和抗氧化作用达到平衡。本品口服可有少量的锌吸收到血液中，吸收的锌在体内有广泛的分布。本品的半衰期约为 1.31 小时，主要经胃肠道随粪便排出体外，吸收的锌量很少，经肾排出体外。

（2）应用：治疗胃、十二指肠溃疡。每次 0.3 克，每日 3 次，口服。

（3）不良反应：少数患者有恶心、呕吐、便秘、口干、便稀、失眠及皮疹等，一般不影响治疗，停药症状即可消失。

（4）注意事项

①肾功能不全者慎用。

②妊娠 3 个月内禁用。

③与四环素同服会抑制后者吸收，如治疗需要，应间隔一定时间分别服用。

207．十二指肠溃疡能使用胃动力药吗

胃动力药是指能增加胃肠蠕动的一类药物，临床用于胃肠胀满、食管反流、胃轻瘫、功能性消化不良的治疗。用于临床的甲氧氯普胺、多潘立酮、莫沙必利、盐酸依托必利等。正常情况下，十二指肠降部的碱性肠液依赖十二指肠逆蠕动送至十二指肠近段，以中和从胃排入的酸性液体。有资料显示，十二指肠溃疡患者的这种逆蠕动减弱，所以不能有效地中和十二指肠酸性物质，这可能是十二指肠溃疡患者十二指肠球部过度酸化的原因。还有研究显示，十二指肠溃疡患者的消化间期运动时间延长，胃及十二指肠内容物清除障碍，

使胃酸和其他侵袭物质与十二指肠接触时间延长，黏膜受损致溃疡形成。使用胃动力药促进胃肠蠕动，可以加快十二指肠内胃酸及其他侵袭物质的排泄，减少这些物质与十二指肠的接触时间，对治疗溃疡有利。因此，十二指肠溃疡患者可以使用促胃肠动力药。

208. 胃溃疡能使用胃动力药吗

从消化性溃疡的病因上讲，胃及十二指肠运动功能异常为消化性溃疡病因之一。

（1）胃排空与胃酸分泌：正常情况下，胃及十二指肠呈移动性和周期性运动，这种消化期间运动能清除胃肠道内食物残渣及反流物，起着清道夫的作用。高酸分泌则抑制胃及十二指肠间期运动，正常人胃排空速度与十二指肠内 pH 有明显关系，十二指肠黏膜有一种对 pH 敏感的感受器，它可以通过神经－体液来调节胃排空速度。正常情况下胃排空速度随十二指肠内 pH 值下降而减慢，十二指肠溃疡患者酸负荷超过正常人，但其排空速度反比正常人快，提示十二指肠溃疡患者的十二指肠腔内 pH 值对胃反馈调节的机制发生了缺陷。

（2）胃排空延缓与胆汁反流：胃溃疡时多有胃排空延缓，研究表明胃溃疡患者有胃窦和幽门形态学改变，胃窦部肌肉肥厚，自主神经节细胞损伤或减少，肌纤维变性和纤维化。这些变化在胃溃疡比十二指肠溃疡更明显，由于胃窦和幽门区域的这种退行性改变可使胃窦收缩失效，从而影响食糜推进，胃排空迟缓同时又促进了胃－十二指肠反流，反流的胆汁酸和溶血卵磷脂可以损伤胃黏膜，并引起黏膜的慢性炎症，受损的胃黏膜在胃酸和胃蛋白酶的作用下导致胃溃疡的形成。

从症状上讲：部分病人可有上腹饱胀、恶心、呕吐等症状，使用胃动力药可以缓解上述症状。

结合胃溃疡的病因及症状，使用胃动力药既可以防止胃溃疡的加重，又可以缓解相关症状，所以胃溃疡可以使用胃动力药。

209. 多潘立酮的临床特点如何，有哪些不良反应及注意事项

（1）特点：多潘立酮属于多巴胺受体阻断药，但它不易通过血脑屏障，主要作用于外周，阻断胃肠 D_2 受体，具有胃肠推动和止吐的作用。

①可直接作用于胃肠壁，增加胃肠道的蠕动和张力，促进胃排空，增加胃窦和十二指肠运动，协调幽门的收缩，同时也能增强食管的蠕动和食管下端括约肌的张力，抑制恶心、呕吐。

②对结肠作用很小。

③多潘立酮口服后吸收迅速，但生物利用度低，约15%，药物清除半衰期为7～8小时，主要经肝脏代谢转化。

（2）应用：可用于治疗各种轻度胃瘫，加速胃排空，尤其用于治疗慢性食后消化不良、恶心、呕吐和胃潴留；对偏头痛、颅外伤、放射治疗及可致轻中度致吐的肿瘤化疗药治疗引起的恶心、呕吐有效。

（3）不良反应

①偶见轻度腹部痉挛、口干、皮疹、头痛、腹泻、神经过敏、

倦怠、嗜睡、头晕等。

②有时血清泌乳素水平会升高、溢乳，男子乳房女性化等，但停药后即可恢复正常。

③罕见情况下出现锥体外系不良反应，如流涎、手颤抖等，这些症状在停药后即可自行完全恢复。

（4）注意事项

①对该药过敏者禁用。

②嗜铬细胞瘤、乳腺癌、机械性肠梗阻、肠胃出血等疾病患者禁用。

③孕妇慎用。

④新生儿、婴幼儿因血脑屏障功能未发育完全，可能引起神经方面的不良反应。

210. 什么是幽门螺杆菌的清除与根除

抗幽门螺杆菌治疗疗程结束时复查幽门螺杆菌为阴性，称幽门螺杆菌清除；抗幽门螺杆菌治疗疗程结束后停药 4 周以上复查幽门螺杆菌为阴性，称幽门螺杆菌根除。疗程结束时检查易受药物作用的影响而出现假阴性，故要评估治疗效果应在疗程结束后停药 4 周再复查，即以根除为标准。

211. 治疗幽门螺杆菌的常用抗生素有哪些

幽门螺杆菌属微需氧菌，对许多抗生素及抗厌氧菌药物有效，临床常用于治疗幽门螺杆菌感染的抗生素主要包括大环内酯类中的克拉霉素，青霉素类中的阿莫西林，硝基咪唑类中的甲硝唑、替硝唑，硝基呋喃类药物呋喃唑酮，喹诺酮类的左氧氟沙星，氨基糖苷类中的庆大霉素、四环素等。此外，近来研究新发现了一些有抗幽门螺杆菌作用的药物，如莫西沙星、利福喷汀等。由于胃内环境较特殊，单独应用任何一种抗生素治疗幽门螺杆菌，其效果均不理想，为提高根除效果，要求联合用药。

212. 什么是抗幽门螺杆菌的二联疗法，二联疗法的方案有哪些

二联疗法，是指一种抑酸药（质子泵抑制药，或 H_2 受体拮抗药）或一种铋制剂加上一种适当抗生素治疗幽门螺杆菌的疗法，疗程 2 周。常用方案有：

奥美拉唑 20 毫克 + 阿莫西林 1 克 ，每日 2 次，疗程 10 ～ 14 天。

法莫替丁 20 毫克 + 阿莫西林 1 克 ，每日 2 次，疗程 10 ～ 14 天。

胶体果胶铋 150 毫克 + 呋喃唑酮 100 毫克，每日 2 次，疗程 10 ～ 14 天。

胶体果胶铋 150 毫克 + 克拉霉素 500 毫克，每日 2 次，疗程 10 ～ 14 天。

二联疗法治疗幽门螺杆菌的效果不理想，以根除幽门螺杆菌为目的，建议不要使用二联疗法。

213. 什么是抗幽门螺杆菌的三联疗法，三联疗法的方案有哪些

三联疗法是指以质子泵抑制药或胶体铋为基础，加上两种抗生素清除幽门螺杆菌的方法。目前大多数推荐的三联疗法方案是标准剂量质子泵抑制药或标准剂量铋制剂再任加两种抗生素组成。标准剂量质子泵抑制药有奥美拉唑20毫克，泮托拉唑40毫克，雷贝拉唑20毫克，埃索美拉唑20毫克；标准剂量铋制剂有：枸橼酸铋钾210毫克，胶体果胶铋150毫克，枸橼酸铋雷尼替丁200毫克。

（1）以标准剂量质子泵抑制药为基础的三联疗法治疗幽门螺杆菌的具体方案有：

①标准剂量质子泵抑制药 + 阿莫西林1 000毫克 + 克拉霉素500毫克，每日2次，疗程10～14天。

②标准剂量质子泵抑制药 + 阿莫西林1 000毫克/日 + 呋喃唑酮100毫克，每日2次，疗程10～14天。

③标准剂量质子泵抑制药 + 克拉霉素500毫克 + 甲硝唑400毫克，每日2次，疗程10～14天。

④标准剂量质子泵抑制药 + 阿莫西林1 000毫克/日 + 甲硝唑400毫克，每日2次，疗程10～14天。

（2）以标准剂量铋制剂为基础的三联疗法治疗幽门螺杆菌的具体方案有：

①标准剂量铋制剂 + 阿莫西林1 000毫克 + 克拉霉素500毫克，每日2次，疗程10～14天。

②标准剂量铋制剂 + 阿莫西林1 000毫克/日 + 呋喃唑

酮 100 毫克，每日 2 次，疗程 10 ～ 14 天。

③标准剂量铋制剂 + 克拉霉素 500 毫克 + 甲硝唑 400 毫克，每日 2 次，疗程 10 ～ 14 天。

④标准剂量铋制剂 + 阿莫西林 1 000 毫克 / 日 + 甲硝唑 400 毫克，每日 2 次，疗程 10 ～ 14 天。

214. 什么是抗幽门螺杆菌的四联疗法，四联疗法的方案有哪些

四联疗法是指由质子泵抑制药 + 铋制剂 + 两种抗生素组成的抗幽门螺杆菌方案。四联疗法治疗幽门螺杆菌的效果均较其他方案好，常用于三联疗法无效的患者，或幽门螺杆菌再感染者，故又称为补救方案。常用方案有：

（1）标准剂量质子泵抑制药 + 标准剂量铋制剂 + 阿莫西林 1000 毫克 + 克拉霉素 500 毫克，每日 2 次，疗程 10 ～ 14 天。

（2）标准剂量质子泵抑制药 + 标准剂量铋制剂 + 阿莫西林 1 000 毫克 / 日 + 呋喃唑酮 100 毫克，每日 2 次，疗程 10 ～ 14 天。

（3）标准剂量质子泵抑制药 + 标准剂量铋制剂 + 克拉霉素 500 毫克 + 甲硝唑 400 毫克，每日 2 次，疗程 10 ～ 14 天。

（4）标准剂量质子泵抑制药 + 标准剂量铋制剂 + 阿莫西林 1 000 毫克 / 日 + 甲硝唑 400 毫克，每日 2 次，疗程 10 ～ 14 天。

215. 什么是抗幽门螺杆菌的序贯疗法，如何操作

序贯疗法是意大利De Francesco医生等提出的根除幽门螺杆菌新方案。其具体操作如下：头5天为诱导期，应用质子泵抑制药标准剂量，每日2次，联合阿莫西林1 000毫克，每日2次，口服；在接下来的5天中，应用质子泵抑制药标准剂量+替硝唑500毫克+克拉霉素500毫克的三联治疗，均每日2次。共治疗10天。因为该方案中共含有3种抗生素，有学者会误认为是四联方案，其实并非如此。汇总所有10天序贯疗法相关研究的结果显示，共约1 800例患者接受了该方案的治疗，意向性分析（ITT分析）提示幽门螺杆菌的根除率超过了90%。其中有8项与7天三联疗法相比较的随机临床试验，ITT分析显示三联疗法的幽门螺杆菌根除率仅为75.9%（878/1 156例），而10天序贯疗法的幽门螺杆菌根除率则高达93.7%。序贯疗法的机制不甚明了，前5天为诱导期，阿莫西林可杀灭幽门螺杆菌，还能减少患者的细菌负荷量，从而增加细菌对克拉霉素的敏感性。这是因为细菌可形成克拉霉素的泵出道，该通道能够快速将药物泵出细菌体外。阿莫西林可以破坏细菌的细胞壁，从而防止形成克拉霉素泵出道，增加了药物的抗菌作用。

216. 阿莫西林有什么特点，使用时要注意哪些问题

（1）特点：阿莫西林为青霉素类抗生素，对肺炎链球菌、

溶血性链球菌等链球菌属、不产青霉素酶葡萄球菌、粪肠球菌等需氧革兰阳性球菌，大肠埃希菌、奇异变形杆菌、沙门菌属、流感嗜血杆菌、淋病奈瑟菌等需氧革兰阴性菌的不产β内酰胺酶菌株及幽门螺杆菌具有良好的抗菌活性。阿莫西林通过抑制细菌细胞壁合成而发挥杀菌作用，可使细菌迅速成为球状体而溶解、破裂。口服后吸收迅速，75%～90%可自胃肠道吸收，食物对药物吸收的影响不显著。血消除半衰期为1～1.3小时，服药后24%～33%的给药量在肝内代谢，严重肾功能不全患者血清半衰期可延长至7小时。

（2）应用：适用于敏感菌（不产β内酰胺酶菌株）所致的感染；联合应用治疗幽门螺杆菌。成人每次0.5克，每6～8小时1次，每日剂量不超过4克。治疗幽门螺杆菌时每次1克，每日2次，口服。

（3）不良反应

①恶心、呕吐、腹泻及假膜性肠炎等胃肠道反应。

②皮疹、药物热和哮喘等过敏反应。

③贫血、血小板减少、嗜酸性粒细胞增多等。

④丙氨酸氨基转移酶可轻度增高。

⑤由念珠菌或耐药菌引起的二重感染。

⑥偶见兴奋、焦虑、失眠、头晕，以及行为异常等中枢神经系统症状。

（4）注意事项

①青霉素类口服药物偶可引起过敏性休克，尤多见于有青霉素或头孢菌素过敏史的患者。用药前必须详细询问药物过敏史并做青霉素皮肤试验。如发生过敏性休克，应就地抢救，予以保持气道畅通、吸氧及应用肾上腺素、糖皮质激素等治

疗措施。

②传染性单核细胞增多症患者应用易发生皮疹，应避免使用。

③疗程较长患者应检查肝、肾功能和血常规。

④老年人和肾功能严重损害时可能须调整剂量。

217. 克拉霉素有什么特点，使用时要注意哪些问题

（1）特点：克拉霉素属大环内酯类抗生素，对革兰阳性菌如链球菌属、肺炎球菌、葡萄球菌的抗菌作用略优，且对诱导产生的红霉素耐药菌株亦具一定抗菌活性。克拉霉素及其在体内的代谢产物对流感杆菌的抗菌作用增强。并且对淋球菌、李斯特菌、空肠弯曲菌也有一定作用，而对嗜肺军团菌、肺炎支原体、沙眼衣原体、溶脲脲原体等的作用比红霉素为强，此外，对包柔螺旋体、鸟分枝杆菌、鼠弓形虫等均具一定活性。除对厌氧球菌有较强抗菌作用外，对脆弱类杆菌的作用优于红霉素等。克拉霉素对金葡菌、化脓性链球菌、流感杆菌等的抗生素后效作用明显强于红霉素。其机制是通过阻碍细胞核蛋白 50S 亚基的联结，抑制蛋白质的合成而产生抑菌作用。克拉霉素对胃酸稳定，口服吸收好。可以迅速分布至各种组织中，肺组织中的药物浓度达 17.5 微克 / 克；在扁桃体、鼻黏膜、皮肤中的浓度为同期血药浓度的 2 ～ 6 倍。主要经粪及尿排泄。消除半衰期为 2.6 ～ 4.4 小时。轻度肾功能不全者、老年人、轻度至中度肝功能不全者无需调整用药剂量。

（2）应用：适用于敏感菌所致的感染，如扁桃体炎、咽炎、

鼻窦炎、急性支气管炎、慢性支气管炎急性发作、肺炎、脓疱病、丹毒、毛囊炎、疖和伤口感染；联合应用治疗幽门螺杆菌。成人每次 0.25 克，每 12 小时 1 次。治疗幽门螺杆菌时每次 0.5 克，每日 2 次，口服。

（3）不良反应

①主要有口腔异味（3%），腹痛、腹泻、恶心、呕吐等胃肠道反应（2%～3%），头痛（2%），丙氨酸氨基转移酶短暂升高。

②可发生过敏反应，轻者为药物疹、荨麻疹。

③偶见肝毒性、艰难梭菌引起的假膜性肠炎。

④曾有发生短暂性中枢神经系统不良反应的报告，包括焦虑、头昏、失眠、幻觉、噩梦或意识模糊，然而其原因和药物的关系仍不清楚。

（4）注意事项

①对大环内酯类药物过敏者禁用。

②孕妇、哺乳期妇女禁用。

③严重肝功能损害者、水电解质紊乱患者、服用特非那丁治疗者禁用。

④某些心脏病（包括心律失常 Q-T 间期延长、缺血性心脏病、充血性心力衰竭等）患者禁用。

⑤与红霉素及其他大环内酯类药物之间有交叉过敏和交叉耐药性。

218. 克拉霉素与哪些药物有相互作用

克拉霉素为肝药酶抑制药，与许多药物有相互作用，联合应用时要引起注意。

（1）克拉霉素可轻度升高卡马西平的血药浓度，两者合用时需对后者做血药浓度监测。

（2）对氨茶碱、茶碱的体内代谢略有影响，一般不需要调整后者的剂量，但氨茶碱、茶碱应用剂量偏大时需监测血药浓度。

（3）与其他大环内酯类抗生素相似的是克拉霉素会升高需要经过细胞色素 P450 系统代谢的药物的血清浓度（如阿司咪唑、华法林、麦角生物碱、三唑仑、咪达唑仑、环孢素、奥美拉唑、雷尼替丁、苯妥英钠、溴隐亭、阿芬他尼、海索比妥、丙吡胺、洛伐他汀、他克莫司等）。

（4）与西沙必利、匹莫齐特合用会升高后者血药浓度，导致 Q-T 间期延长，心律失常如室性心动过速、室颤和充血性心力衰竭。

（5）与阿司咪唑合用会导致 Q-T 间期延长，但无任何临床症状。

（6）克拉霉素能改变特非那丁的代谢而升高其血药浓度，导致心律失常如室性心动过速、室颤和充血性心力衰竭。

（7）与地高辛合用会引起地高辛血药浓度升高，应进行血药浓度监测。

（8）与利托那韦合用代谢会明显被抑制，故克拉霉素每日剂量大于 1 克时，不应与利托那韦合用。

（9）与氟康唑合用，会增加克拉霉素的血药浓度。

219. 甲硝唑有什么特点，使用时要注意哪些问题

（1）特点：甲硝唑为硝基咪唑衍生物，可抑制阿米巴原虫的氧化还原反应，使原虫氮链发生断裂。体外试验证明，药物浓度为1～2毫克/升时，溶组织阿米巴于6～20小时即可发生形态改变，24小时内全部被杀灭，浓度为0.2毫克/升时，72小时内可杀死溶组织阿米巴。有强大的杀灭滴虫的作用，其机制未明。甲硝唑对厌氧微生物有杀灭作用，它在人体中还原时生成的代谢物也具有抗厌氧菌作用。口服给药后能迅速而完全吸收，吸收后广泛分布于各组织和液体中，且能通过血脑屏障，药物有效浓度能够出现在唾液、胎盘、胆汁、乳汁、羊水、精液、尿液、脓液和脑脊液中。半衰期为7～8小时。经肾排出60%～80%，约20%的原形药从尿中排出，其余以代谢产物形式由尿排出，10%随粪便排出，14%从皮肤排泄。

（2）应用

①厌氧菌可引起口腔、腹腔、女性生殖器、下呼吸道、骨和关节等部位感染。每日0.6～1.2克，分3次服，7～10日为1个疗程。一日最大剂量不得大于4克。

②幽门螺杆菌感染。每次0.4克，每日3次，疗程10～14日

③艰难梭菌所致的假膜性肠炎。每次0.4克，每日3次，疗程5～10日

④阿米巴病。每次0.4～0.6克，每日3次，疗程7日；肠道外阿米巴病，每次0.6～0.8克，每日3次，疗程20日。

⑤滴虫病。每次0.2克，每日4次，疗程7日；可同时用栓剂，每晚0.5克置入阴道内，连用7～10日。

（3）不良反应

①胃肠道反应，最为常见如恶心、呕吐、食欲减退、腹泻、腹部不适、腹痛、味觉改变、口干、口腔金属味等。

②可逆性粒细胞减少。

③过敏反应，如皮疹、面部潮红、荨麻疹、瘙痒等。

④中枢神经系统症状，如头痛、眩晕、晕厥、感觉异常、肢体麻木、共济失调和精神错乱、多发性神经炎等。

⑤其他有发热、阴道念珠菌感染、膀胱炎、排尿困难、尿液颜色发黑等，多属可逆性，停药后自行恢复。

⑥最严重不良反应为大剂量时可引起癫痫发作和周围神经病变，后者主要表现为肢端麻木和感觉异常。某些病例长期用药时可产生持续周围神经病变。

（4）注意事项

①致癌、致突变作用。动物实验或体外测定发现具有致癌、致突变作用，但人体中尚未证实。

②使用中发生中枢神经系统不良反应，应及时停药。

③可干扰丙氨酸氨基转移酶、乳酸脱氢酶、三酰甘油、己糖激酶等的检验结果，使其测定值降至零。

④用药期间不应饮用含酒精的饮料，因可引起体内乙醛蓄积，干扰酒精的氧化过程，导致双硫仑样反应，患者可出现腹部痉挛、恶心、呕吐、面部潮红等。

⑤肝功能减退者代谢减慢，药物及其代谢物易在体内蓄积，应减量使用，并做血药浓度监测。

⑥重复下一个疗程前，应做白细胞计数检查。

⑦其代谢产物可使尿液呈深红色。

220．替硝唑有什么特点，使用时要注意哪些问题

（1）特点：替硝唑对原虫及厌氧菌有较高活性。对脆弱拟杆菌等拟杆菌属、梭杆菌属、梭菌属、消化球菌、消化链球菌、韦容球菌属及加得纳菌等具抗菌活性，2～4毫克/升的浓度可抑制大多数厌氧菌；微需氧菌、幽门螺杆菌对其敏感；对阴道滴虫的作用与甲硝唑相仿，其代谢物对加得纳菌的活性较替硝唑为强。其作用机制尚未完全阐明，厌氧菌的硝基还原酶在敏感菌株的能量代谢中起重要作用。其硝基被还原成一种细胞毒，从而作用于细菌的DNA代谢过程，促使细菌死亡。替硝唑抗阿米巴原虫的机制为抑制其氧化还原反应，使原虫的氮链发生断裂，从而杀死原虫。替硝唑口服后吸收完全，排泄缓慢，血消除半衰期为11.6～13.3小时，平均为12.6小时。替硝唑在体内的分布广泛，在生殖器官、肠道、腹部肌肉、乳汁中可达较高浓度，在肝脏、脂肪中的浓度低，在胆汁、唾液中的浓度与同期血药浓度相仿，对血脑屏障的穿透性较甲硝唑高，脑膜无炎症时脑脊液中的浓度为同期血药浓度的80%，这与替硝唑的脂溶性较高有关。替硝唑可通过血胎盘屏障，在胎儿及胎盘中可达高浓度。替硝唑主要在肝脏代谢，另约16%以原形从尿中排出。

（2）应用

①用于各种厌氧菌感染，如败血症、骨髓炎、腹腔感染、盆腔感染、肺支气管感染、肺炎、鼻窦炎、皮肤蜂窝织炎、牙周感染及术后伤口感染。每次1克，每日1次，首剂量加倍，一般疗程5～6日，或根据病情决定。

②阴道滴虫病、贾第鞭毛病，单剂量2克顿服，小儿50毫克/千克体重顿服，间隔3～5日可重复1次。

③阿米巴病，肠阿米巴病：每次0.5克，每日2次，疗程5～10日；或每次2克，每日1次，疗程2～3日；小儿每日50毫克/千克体重，顿服3日。

④肠外阿米巴病，每次2克，每日1次，疗程3～5日。

⑤作为甲硝唑的替代药，用于幽门螺杆菌所致的胃窦炎及消化性溃疡的治疗。每次0.5克，每日2次，疗程10～14日。

（3）不良反应：替硝唑不良反应少见而轻微，主要为恶心、呕吐、上腹痛、食欲下降，可有头痛、眩晕、皮肤瘙痒、皮疹、便秘及全身不适。此外，还可有中性粒细胞减少、双硫仑样反应及黑尿。大剂量时也可引起癫痫发作和周围神经病变。

（4）注意事项

①服药期间，口腔可出现金属味，停药后可消失。

②老年人由于肝功能减退，应用本品时药代动力学有所改变，需监测血药浓度。

③本品可透过胎盘，迅速进入胎儿循环。本品对胎儿的影响尚无足够和严密的对照观察，因此妊娠3个月内应禁用。3个月以上的孕妇只有具明确指征时才选用本品。

④本品在乳汁中浓度与血中浓度相似。动物实验显示本

品对幼鼠具致癌作用，故哺乳期妇女应避免使用。若必须用药，应暂停哺乳，并在停药3日后方可授乳。

⑤致癌、致突变作用。动物实验或体外测定发现，本品有致癌、致突变作用，但人体中尚缺乏资料。

⑥如疗程中发生中枢神经系统不良反应，应及时停药。

⑦本品可干扰丙氨酸氨基转移酶、乳酸脱氢酶、三酰甘油、己糖激酶等的检验结果，使其测定值降至零。

⑧用药期间不应饮用含酒精的饮料，因可引起体内乙醛蓄积，干扰酒精的氧化过程，导致双硫仑样反应，患者可出现腹部痉挛、恶心、呕吐、头痛、面部潮红等。

⑨肝功能减退者本品代谢减慢，药物及其代谢物易在体内蓄积，应予减量，并做血药浓度监测。

⑩本品可自胃液持续清除，某些放置胃管做吸引减压者，可引起血药浓度下降。血液透析时，本品及代谢物迅速被清除，故应用本品不需减量。

221. 替硝唑与哪些药物有相互作用

替硝唑为抗厌氧菌制剂，与许多药物有相互作用，联合应用时要引起注意。

（1）替硝唑可以抑制华法林和其他口服抗凝药的代谢，加强它们的作用，引起凝血酶原时间延长。

（2）与苯妥英钠、苯巴比妥等诱导肝微粒体酶的药物合用时，可加强代谢，使血药浓度下降，并使苯妥英钠排泄减慢。

（3）与西咪替丁等抑制肝微粒体酶活性的药物合用时，可减慢在肝内的代谢及其排泄，延长药物的消除半衰期，应根据血药浓度测定的结果调整剂量。

（4）干扰双硫仑代谢，两者合用时，患者饮酒后可出现精神症状，故2周内应用双硫仑者不宜再用。

（5）可干扰血清氨基转移酶和乳酸脱氢酶测定结果，可使胆固醇、三酰甘油水平下降。

（6）与土霉素合用时，土霉素可干扰其清除阴道滴虫的作用。

222. 四环素有什么特点，使用时要注意哪些问题

（1）特点：四环素为广谱抑菌药，高浓度时具杀菌作用。除了常见的革兰阳性菌、革兰阴性菌及厌氧菌外，多数立克次体属、支原体属、衣原体属、螺旋体也敏感。对革兰阳性菌的作用优于革兰阴性菌，但肠球菌属对其耐药。其他如放线菌属、炭疽杆菌、单核细胞增多性李斯特菌、梭状芽孢杆菌、奴卡菌属等对其敏感。对淋病奈瑟菌具一定抗菌活性，但耐青霉素的淋球菌对四环素也耐药。对弧菌、鼠疫杆菌、布鲁菌属、弯曲杆菌、耶尔森菌等革兰阴性菌抗菌作用良好，对铜绿假单胞菌无抗菌活性，对部分厌氧菌属细菌具一定抗菌作用，但远不如甲硝唑，因此临床上并不选用。四环素作用机制在于药物能特异性地与细菌核糖体30S亚基的A位置结合，阻止氨基酰-tRNA在该位上的联结，从而抑制肽链的增长和影响细菌蛋白质的合成。四环素口服可吸收但不完全，30%～40%的给药量可从胃肠道吸收，吸收后广泛分布于体

内组织和体液，易渗入胸腔积液、腹水、胎儿循环，但不易透过血-脑屏障，能沉积于骨、骨髓、牙齿及牙釉质中。可分泌至乳汁，乳汁中浓度可达母血浓度的60%～80%。四环素主要自肾小球滤过排出体外，肾功能正常者血消除半衰期为6～11小时，其未吸收部分自粪便以原形排出，少量药物自胆汁分泌至肠道排出，故肾功能减退时可明显影响药物的清除。

（2）应用：适用于敏感菌所致的感染；联合应用治疗幽门螺杆菌。成人常用量：每次0.25～0.5克，每6小时1次。

（3）不良反应

①胃肠道症状，如恶心、呕吐、上腹不适、腹胀、腹泻等，偶有引起胰腺炎、食管炎和食管溃疡的报道，多发生于服药后立即卧床的患者。

②可致肝毒性，通常为脂肪肝变性，妊娠期妇女、原有肾功能损害的患者易发生肝毒性，但肝毒性亦可发生于并无上述情况的患者。四环素所致胰腺炎也可与肝毒性同时发生，患者并不伴有原发肝病。

③变态反应，多为斑丘疹和红斑，少数患者可出现荨麻疹、血管神经性水肿、过敏性紫癜、心包炎，以及系统性红斑狼疮皮疹加重，表皮剥脱性皮炎并不常见。偶有过敏性休克和哮喘发生。某些用四环素的患者日晒时会有光敏现象。所以，应建议患者服用期间不要直接暴露于阳光或紫外线下，一旦皮肤有红斑应立即停药。

④偶可引起溶血性贫血、血小板减少、中性粒细胞减少和嗜酸粒细胞减少。

⑤中枢神经系统，偶可致良性颅内压增高，可表现为头痛、呕吐、视盘水肿等。

⑥肾毒性，原有显著肾功能损害的患者可能发生氮质血症加重、高磷酸血症和酸中毒。

⑦二重感染。长期应用可发生耐药。金黄色葡萄球菌、革兰阴性杆菌和真菌等引起的消化道、呼吸道和尿路感染，严重者可致败血症。

⑧四环素类的应用可使人体内正常菌群减少，导致B族维生素缺乏、真菌繁殖，出现口干、咽炎、口角炎、舌炎、舌苔色暗或变色等。

（4）注意事项

①对四环素类药物过敏者禁用。各种四环素类药物间可产生交叉过敏反应。

②对诊断的干扰。可使碱性磷酸酶、血尿素氮、血清淀粉酶、血清胆红素、丙氨酸氨基转移酶、天门冬氨酸氨基转移酶的测定值升高。

③长期用药期间应定期随访检查血常规及肝、肾功能。

④应用时应饮用足量水，避免食管溃疡和减少胃肠道刺激症状。

⑤宜空腹口服，即餐前1小时或餐后2小时服用，以避免食物对吸收的影响。

⑥四环素对肝、肾功能有影响，原有肝、肾功能不全者不宜用此类药物，如确有指征应用时须慎重考虑，并根据肾功能损害的程度减量应用。

⑦四环素能沉积于牙齿及牙釉质中，导致牙齿发黄，形

成“四环素牙”；四环素能通过胎盘、乳汁影响小儿，临床使用时要注意。

223. 呋喃唑酮有什么特点，使用时要注意哪些问题

（1）特点：呋喃唑酮为硝基呋喃类抗菌药，对革兰阳性及阴性菌均有一定抗菌作用，包括沙门菌属、志贺菌属、大肠埃希菌、肺炎克雷伯菌、肠杆菌属、金黄色葡萄球菌、粪肠球菌、化脓性链球菌、霍乱弧菌、弯曲菌属、拟杆菌属等，在一定浓度下对毛滴虫、贾第鞭毛虫也有活性。其作用机制为干扰细菌氧化还原酶从而阻断细菌的正常代谢。呋喃唑酮口服仅吸收5%，但在肠道内保持较高的药物浓度。部分吸收药物随尿排出。

（2）应用：主要用于敏感菌所致的感染，如细菌性痢疾，肠炎、霍乱、伤寒、副伤寒等；联合应用治疗幽门螺杆菌。成人常用剂量为每次0.1克，每日3次。

（3）不良反应：主要有恶心，呕吐、腹泻、头痛、头晕、药物热、皮疹、肛门瘙痒、哮喘、直立性低血压、低血糖、肺浸润等，偶可出现溶血性贫血、黄疸及多发性神经炎。

（4）注意事项

①对本药过敏者禁用。

②孕妇及哺乳期妇女及新生儿禁用。

③服药期间饮酒，则可引起双硫仑样反应，表现为皮肤潮红、瘙痒、发热、头痛、恶心、腹痛、心动过速、血压升高、胸闷烦躁等，故服药期间和停药后5天内，禁止饮酒。

④葡萄糖 -6- 磷酸脱氢酶（G-6-PD）缺乏者可致溶血性贫血。

224. 庆大霉素有什么特点，使用时要注意哪些问题

（1）特点：庆大霉素属氨基糖苷类广谱抗生素，对多种革兰阴性菌及阳性菌都具有抑菌和杀菌作用。对铜绿假单胞菌、产气杆菌、肺炎杆菌、沙门菌属、大肠埃希菌及变形杆菌等革兰阴性菌和金黄色葡萄球菌等作用较强。其作用机制是与细菌核糖蛋白体亚单位上的特异性蛋白牢固结合，干扰核糖蛋白体功能，阻止蛋白质合成，并引起翻译信使核糖核酸（mRNA）上密码的错误而合成无功能蛋白质。口服庆大霉素几乎不吸收。肌内注射吸收迅速且完全，肌内注射 40 毫克，平均 1 小时的血药峰浓度低于 4 微克 / 毫升。30 分钟内静脉输注 80 毫克，血清浓度可达 4 微克 / 毫升以上。半衰期为 2 ～ 3 小时。本品在体内很少代谢，很少与血清蛋白结合，主要分布于细胞外液，可透入胸腹腔、心包、胆汁、滑膜腔液中，也可通过胎盘，但不易透过血脑屏障。本品主要经肾以原形排出体外，24 小时尿中排出用药量的 60%左右。

（2）应用：主要用于敏感菌所致的感染；联合应用治疗幽门螺杆菌。治疗幽门螺杆菌采用口服方法，以庆大霉素注射液 8 万单位，饭前 30 分钟口服，每日 2 次；或用庆大霉素片，成人每日 240 ～ 640 毫克，分 4 次服用。

（3）不良反应

①耳毒性。主要是对第八对脑神经有损害，用药过程中

可能引起听力减退、耳鸣或耳部饱满感等耳毒性反应，影响前庭功能时可发生步履不稳、眩晕。

②肾毒性。可能发生血尿、排尿次数显著减少或尿量减少、食欲减退、极度口渴等肾毒性反应。

③神经肌肉阻滞。发生率较低，因神经肌肉阻滞而引起呼吸困难、嗜睡、软弱无力等。

④其他不良反应。偶有皮疹、恶心、呕吐、肝功能减退、白细胞减少、粒细胞减少、贫血、低血压等。

（4）注意事项

①对本品或其他氨基糖苷类抗生素过敏者禁用。

②肾功能不全者慎用或禁用。

③因有耳、肾毒性，且可能引起细菌耐药，故不能广泛用于一般感染，1 个疗程不宜超过 10 日。

④虽然本品口服后很少吸收，但妊娠期妇女宜慎用本品。哺乳期妇女用药期间应暂停哺乳。

⑤在用药过程中宜定期检查尿常规和肾功能，以防止出现肾毒性。

⑥庆大霉素对第八对脑神经有损害，用药期间应进行听力检查或听电图测定。

225. 治疗幽门螺杆菌的抗生素口服给药好还是静脉给药好

静脉注射给药可将药物直接注入血液，其血药浓度较高，而口服给药则要通过吸收后才能进入血液，因吸收的不完全性，相同剂量的药物血药浓度一般较静脉注射低。理论上讲，静脉注射要比口服好。幽门螺杆菌主要寄居在胃黏膜表面，通过损伤局部黏膜，增加侵袭因素导致胃泌素和胃酸分泌，削弱黏膜的防御和修复机制，从而引发溃疡，其所在部位既不在组织内也不与血液接触，血药浓度与幽门螺杆菌的治疗无关。所以在使用抗生素治疗幽门螺杆菌时最好通过口服给药，使抗生素到达胃黏膜表面，从而有效清除幽门螺杆菌，如果静脉注射给药就不能取得这样的效果。

226．抗生素治疗消化性溃疡的幽门螺杆菌感染为什么要加用抑酸药

体外实验结果与体内不同，提示抗生素的抗菌作用与内环境有关，胃酸及胃内黏液影响抗生素的效果，大多数抗生素在胃内低 pH 值环境中活性降低。阿莫西林、克拉霉素在胃液为中性时稳定性增加，阿莫西林在胃液酸度接近中性时（即胃内 pH 值升高到 6 ～ 7）其抗幽门螺杆菌的活性最强，所以需要使用抑酸药通过抑制胃酸分泌来提高胃内 pH 值，从而有效清除幽门螺杆菌。因此，治疗幽门螺杆菌时加用抑酸药主要是提高抗菌药的活性。

227．治疗幽门螺杆菌应用抑酸药有什么要求吗

治疗幽门螺杆菌时要加用抑酸药主要是提高抗菌药的活性，胃酸抑制越彻底则效果越好。胃酸分泌的影响因素较

多，H_2 受体拮抗药仅作用于胃酸分泌途径之一，作用较弱，无论增加剂量，或是增加服药次数，均达不到胃内酸度接近中性的要求，若用 H_2 受体拮抗药代替质子泵抑制药治疗幽门螺杆菌则效果较差。国外学者对 1997 ～ 2002 年在消化会议上发表的幽门螺杆菌根除治疗的摘要进行荟萃分析，结果以质子泵抑制药为基础的三联疗法对幽门螺杆菌的根除率为 81.9%，而以 H_2 受体拮抗药为基础的三联疗法对幽门螺杆菌的根除率为 64.1%。

由于对抑酸要求高，应用质子泵抑制药为好，且要加大剂量，常规剂量的奥美拉唑 20 毫克，泮托拉唑 40 毫克，雷贝拉唑 20 毫克，埃索美拉唑 20 毫克，均每日 2 次服用，这样才能充分抑制胃酸分泌，使胃内 pH 值接近中性，有利于抗菌药物发挥药效。同为质子泵抑制药，其抑制胃酸分泌的效果也是不一样的，又由于受 CYP2C19 的影响，质子泵抑制药效果的个体差异也是存在的。受 CYP2C19 的影响强度奥美拉唑＞泮托拉唑＞埃索美拉唑＞雷贝拉唑，因此，当应用奥美拉唑、泮托拉唑而抑酸效果不明显时，可考虑换用雷贝拉唑。

228. 治疗幽门螺杆菌为什么要联合用药

治疗幽门螺杆菌要联合用药，这是因为：

（1）迄今为止，尚无单一抗生素能够有效地根除幽门螺杆菌，只有联合用药才能发挥最大治疗效果。

（2）幽门螺杆菌为微需氧菌，具有需氧菌和厌氧菌的生物特性，治疗上需配合抗厌氧菌治疗，故有时与抗厌氧菌的甲硝唑或替硝唑联用。

（3）幽门螺杆菌存在原发耐药和继发耐药，联合用药可以减少耐药的发生并增加疗效。

（4）受胃内环境影响，大多数抗生素在胃内低 pH 值环境中活性降低和不能穿透黏液层到达细菌聚集处，因此在治疗幽门螺杆菌感染时配合抑酸药，降低胃液酸度，为不耐酸的抗生素发挥作用提供一个较好的胃内环境。

（5）与铋剂联合，铋剂具有杀灭幽门螺杆菌的作用，还可减低甲硝唑等一些抗生素的耐药性。

因此，治疗幽门螺杆菌要联合用药，将抑酸药、抗生素或起协同作用的铋剂联合应用的多种药物治疗方案。

229. 治疗幽门螺杆菌的疗程有什么要求

理想的根除幽门螺杆菌方案符合根除率高、无不良反应、经济、简便、无耐药的发生。临床上，疗效、不良反应和费用是决定方案选择的主要因素。抗幽门螺杆菌是联合用药方案，有的药物不良反应大，有的药物费用高，联合应用多种抗生素的社会公害不可估量。因此，治疗幽门螺杆菌尤其要把握好疗程，疗程过短，治疗效果达不到，疗程过长，药物的不良反应和费用将增加。既往治疗幽门螺杆菌疗程一般为 7 天，但是幽门螺杆菌往往得不到有效的根除，并且容易复发，所以现在治疗幽门螺杆菌疗程通常要求患者坚持 10 ～ 14 天，这样可以有效提高幽门螺杆菌的根除率。

230. 用于根除幽门螺杆菌的抗生素耐药情况怎样

治疗幽门螺杆菌的常用抗生素主要包括克拉霉素、阿莫西林、甲硝唑/替硝唑、呋喃唑酮、四环素、左氧氟沙星、庆大霉素等。

中华医学会消化病学分会于2005年3月至2006年5月完成了一项涉及全国16个省市区（包括北京、天津、上海、河北、辽宁、山东、湖南、湖北、广东、广西、福建、浙江、江西、陕西、云南、海南）、20多个中心的大规模幽门螺杆菌耐药的流行病学调查，结果显示，我国幽门螺杆菌耐药情况为：甲硝唑50%～100%，克拉霉素0～40%，阿莫西林0～2.7%。在世界范围内幽门螺杆菌对甲硝唑的耐药率已呈较普遍趋势，平均已达到30%～40%（20%～85%），甲硝唑原发耐药国外报道为25%～50%，我国包括北京、广州等大城市的甲硝唑耐药率基本上都在50%以上，上海地区也从1995年的42%上升到2002年的85%，尤多见于女性，这可能与甲硝唑的大量使用有关。幽门螺杆菌对克拉霉素耐药性也正呈上升趋势，克拉霉素原发耐药国外报道为5%～40%不等，国内报道为4.8%～8%，但目前已有逐步上升之势；目前，幽门螺杆菌对呋喃唑酮和阿莫西林的耐药率均很低，为1%～3%，对喹诺酮类（如左氧氟沙星和莫西沙星）、庆大霉素及四环素耐药率较低。

高耐药的出现，严重影响对幽门螺杆菌的治疗效果。患者感染的幽门螺杆菌菌株对所用的抗生素耐药是造成治疗失败的主要因素。研究发现，幽门螺杆菌的根除率在复治者比初治者明显下降，同样的治疗方案，随着时间的推移，幽门螺杆菌的根除率逐步降低；部分一线治疗失败的患者，进入二线治疗后仍无法奏效，根本原因是幽门螺杆菌对部分抗生素日益严重的耐药性。例如，应用质子泵抑制药或铋剂合并2种抗生素（其中之一含甲硝唑）的三联疗法根除幽门螺杆菌方案，对甲硝唑耐药的幽门螺杆菌菌株感染者中的根除率平均比敏感菌株感染者的根除率要低30%。有报道国内治疗失败的患者100%甲硝唑耐药。由于克拉霉素抗幽门螺杆菌作用强，在三联或四联的联合疗法中起主要作用，故克拉霉素耐药对疗效的影响比甲硝唑更大，如在质子泵抑制药、克拉霉素、阿莫西林三联疗法方案中，对克拉霉素敏感的幽门螺杆菌根除率可达80%～90%，而对克拉霉素耐药的幽门螺杆菌根除率仅为25%～50%。

231. 如何减少耐药菌的发生

合理使用抗生素，减少耐药菌的发生，是全人类的共同责任。在幽门螺杆菌的治疗过程中，以下措施可减少耐药菌的发生。

（1）严格掌握根除的适应证，避免不必要的治疗，在社会上减少抗生素使用的总量。

（2）选用正规、有效的治疗方案，做到一次治疗即根除，避免使用低级别的方案，反复治疗则有可能增加耐药。

（3）联合用药，避免使用单一抗菌药物。

（4）对于根除治疗失败的患者，再次治疗时应先做药敏试验，避免使用对幽门螺杆菌耐药的药物。

（5）加强基层医师对幽门螺杆菌治疗知识的普及与更新，使更多的治疗措施符合规范。

（6）尽量避免使用耐药率高的药物，尤其是对一线治疗失败者，改用补救疗法时，尽量不用甲硝唑类药物。

（7）首次治疗要有足够的疗程，一般 10 ～ 14 天，避免短程反复治疗。

（8）研究开发幽门螺杆菌疫苗，让免疫治疗变为现实，则可大大减少抗生素的使用。

232. 初次根除幽门螺杆菌失败如何处理

如果初次治疗失败，首先要分析所使用的方案是否合理，调整方案是重点，有以下几点建议。

（1）延长疗程：如果是疗程不够影响了治疗效果，可重复原治疗方案，但疗程需做调整，如果原应用的质子泵抑制药为基础方案中所用的抗生素为克拉霉素和阿莫西林，则该方案仍可重复应用，但疗程可调整为 10 天或 14 天。

（2）更换抗菌药物：改变治疗方案或根据药敏试验结果选择抗生素，如原应用的方案中包含甲硝唑，应避免再次应用，可替换成呋喃唑酮或阿莫西林。呋喃唑酮被推荐作为甲硝唑或克拉霉素的替代药物。目前幽门螺杆菌对呋喃唑酮和阿莫西林的耐药率均很低，为 1%～ 3%，因此当幽门螺杆菌对克拉霉素和甲硝唑均耐药时，应用呋喃唑酮和阿莫西林可获得较好的疗效。左氧氟沙星也有较强的抗幽门螺杆菌作用，用于补救治疗，可取得较好疗效。

（3）更换环境改变药：应用三联疗法而治疗效果仍不理想，可试着更换环境改变药，如果方案中有H_2受体拮抗药，可用质子泵抑制药替代；用铋制剂为基础的三联疗法亦可更换成质子泵抑制药；质子泵抑制药也有多种，其抑酸效果也不一样，雷贝拉唑受CYP2C19酶的影响较少，当其他质子泵抑制药无效时可选用该药。

（4）更换治疗方案：原来使用的方案是二联疗法效果不理想，可换成三联疗法；若原来使用的是三联疗法，可换成四联疗法，或试用序贯疗法。

（5）患者的依从性也是导致治疗失败的原因之一，要了解患者是否按要求服药，是否服够疗程，若存在依从性差的情况，应督促患者服药才能有治疗效果。

233. 多次根除幽门螺杆菌失败如何处理

对于多次正规治疗幽门螺杆菌而无效者，应做以下分析和处理。

（1）对于多次治疗失败者，可考虑让患者停药一段时间（一般为3个月至半年），使细菌恢复原来的活跃状态，以便提高再次治疗的幽门螺杆菌根除率。

（2）做幽门螺杆菌培养，并做药物敏感试验，根据药物敏感试验结果选择抗生素。

（3）分析导致根除失败的原因，尤其要了解患者生活密切接触者是否存在幽门螺杆菌感染。只有发现并同时治疗了与患者密切接触的感染者，才有可能切断其传染源，否则有反复感染的可能。

234. 影响根除幽门螺杆菌的因素有哪些

影响幽门螺杆菌根除的原因是多方面的，其中包括幽门螺杆菌菌株本身的因素、宿主因素、环境因素、不同临床疾病，以及治疗方法的影响等。

（1）细菌因素

①耐药是导致根除失败的最主要原因，幽门螺杆菌通过其自身染色体的突变，可对多种抗生素产生耐药，尤其是幽门螺杆菌对甲硝唑和克拉霉素耐药的广泛流行，是导致幽门螺杆菌根除治疗失败的重要原因。

②幽门螺杆菌球形变，在抗生素作用下，幽门螺杆菌可发生球形变，球形变后对抗生素的敏感性降低。

③幽门螺杆菌定植部位对根除治疗的影响：一项动物实验表明，存在于胃窦和胃体交界区的幽门螺杆菌可能会逃脱抗生素的作用，这可能是由于交界区的组织结构不同于胃窦或者胃体，使得定植于该部位的幽门螺杆菌的生物学行为亦与胃窦或者胃体的幽门螺杆菌不同，从而使其对抗生素不敏感，而导致治疗失败。这项研究还发现，在单独使用抑酸药治疗时，定植在胃窦的幽门螺杆菌数量明显降低，而胃体的幽门螺杆菌数量则明显增加，这种现象有可能影响在治疗前单纯使用过质子泵抑制药患者的幽门螺杆菌根除效果。

（2）宿主因素

①个体差异，细胞色素P450（CYP）2C19基因多态性影响质子泵抑制药治疗方案的疗效，由于质子泵抑制药的代谢主要通过CYP2C19途径，强代谢型者（野生型，wt/wt）质子泵抑制药清除率高，血药浓度明显低于弱代谢者（纯合子，mt/mt），除幽门螺杆菌对抗生素耐药以外，CYP2C19的强代谢型也是导致幽门螺杆菌根除治疗失败的重要原因。

②胃内pH值对幽门螺杆菌根除治疗的影响，某些抗生素在酸性环境下明显降低了抗菌活性，患者胃酸高分泌状态如未纠正，则导致幽门螺杆菌的根治失败。

③患者的依从性差是导致幽门螺杆菌根除失败的重要原因之一，患者依从性差不但容易导致治疗失败，而且由于不规则服药，还容易导致幽门螺杆菌耐药，使得以后的治疗更加困难。

④机体免疫状态对幽门螺杆菌根除治疗也有一定的影响。一项研究表明幽门螺杆菌根除治疗失败的患者血清白细胞介素-4（IL-4）的水平，与成功根除幽门螺杆菌的患者或未治疗的幽门螺杆菌感染者相比明显降低，因此如检测发现患者血清IL-4水平降低，有可能预示患者的幽门螺杆菌根除治疗更容易失败。

⑤吸烟会降低幽门螺杆菌的根除率，一些研究提示吸烟的十二指肠溃疡患者的幽门螺杆菌根除率明显低于不吸烟的患者。

（3）环境因素：一般常规是在幽门螺杆菌根除治疗4周后对患者进行检查已确定其幽门螺杆菌是否被根除，但在这4周当中，患者就有可能已经复发或者再感染。我国幽门螺杆菌流行病学调查研究提示，幽门螺杆菌感染主要与生活环境及生活习惯有关，显示出明显的人群或家庭的聚集性，提示幽门螺杆菌的重要传播途径是人→人的传播，而经济状况和卫生条件差、文化程度低、居住拥挤及非自来水水源等因素都是幽门螺杆菌感染或者再感染的高危因素。

（4）治疗方法

①抗生素的选择对幽门螺杆菌根除治疗的影响。选择单一或者对幽门螺杆菌已经产生耐药的抗生素是导致治疗失败的重要原因之一。任何一种抗生素的单独使用都很难达到根除效果，并且容易使幽门螺杆菌产生继发性耐药。多数资料显示，采用单一制剂治疗幽门螺杆菌的根除率为0%～20%，铋制剂虽有杀灭幽门螺杆菌的作用，但单独使用时幽门螺杆菌根除率亦不足20%，所以对幽门螺杆菌感染的治疗必须采取联合治疗。抗生素与铋制剂或质子泵抑制药联合应用不仅能减少幽门螺杆菌耐药菌株的产生，而且还能增加抗生素的活性，以及抗生素在胃内的药物浓度。

②疗程对幽门螺杆菌根除治疗的影响。在选择标准的幽门螺杆菌根除治疗方案时，疗程不足也是导致治疗失败的原因之一。疗程足够或者适当的延长疗程，不但可以提高幽门螺杆菌的根除率，而且能够减少幽门螺杆菌对抗生素耐药性的产生。

③药物不良反应对根除治疗的影响。由于药物不良反应，如患者对药物过敏或者不能耐受，使患者被迫停药，不能完成治疗，也是导致幽门螺杆菌根除治疗失败的重要原因之一。

235. 治疗幽门螺杆菌理想方案的要求有哪些

理想的幽门螺杆菌根除方案应符合以下要求：

①根除率要高，大于90%。

②不良反应发生率低。

③患者耐受性好。

④溃疡愈合迅速，症状消失快。

⑤不产生耐药性。

⑥疗程短，治疗简便。

⑦价格便宜。

⑧效果持续，不易复发。

多年来，人们一直朝这一目标努力，但目前尚无一种方案臻于完全理想。

236. 幽门螺杆菌根除后还会复发或再感染吗

幽门螺杆菌感染复发指幽门螺杆菌根除转阴后又重新回复感染状况，检测试验阳性。严格来说，包括原菌株未被彻底杀灭而再燃和新菌株重新感染两类。辨别两者的理想方法是对根除前和根除后复发的菌株进行分离培养和菌株鉴定。菌株相同者为再燃，不同者为重感染。重感染的原因是新菌株感染，占复发者比例很低，为1%～3%，所以。大多数幽门螺杆菌复发是再燃。

根除成功后提高对幽门螺杆菌感染的免疫力和尽量避免

接触幽门螺杆菌是预防复发的重要措施。可惜目前尚未有提高免疫力和抵抗力的有效方法，仅寄希望于预防疫苗研制成功，在根除治疗同时给予疫苗以预防重复感染。幽门螺杆菌传播途径未完全清楚，极大可能是通过粪－口或口－口传播，特别容易在家庭成员密切接触中相互感染。要改变生活环境，改变不卫生的生活习惯，如食具清洗消毒，餐前洗手，碗筷分用，注意口腔卫生，以避免重复感染。资料显示，幽门螺杆菌可寄居于口腔中，特别是牙垢斑处，可通过唾液传播。碗筷公用又不消毒是幽门螺杆菌传播的高危因素。

通常的幽门螺杆菌根除治疗，即全身用药治疗并不能根除口腔中的幽门螺杆菌，或者作用甚微，尤其是牙菌斑微生物具有独特的“生物膜”结构，药物难以达到发挥抗菌作用，所以现认为口腔幽门螺杆菌感染也是幽门螺杆菌复发或再感染的重要原因之一。与之对应的是我国居民的口腔卫生意识较薄弱，所以根除后复发的患者较多。

237. 消化性溃疡为什么要抗幽门螺杆菌治疗

（1）幽门螺杆菌与消化性溃疡密切相关：胃、十二指肠溃疡与幽门螺杆菌的关系十分密切。研究显示，十二指肠溃疡患者幽门螺杆菌感染率高达 80%～100%，对幽门螺杆菌感染者随访 10～20 年后发现，其十二指肠溃疡的发病率较非感染者明显升高。胃溃疡患者的幽门螺杆菌感染率低于十二指肠溃疡患者，各方的报道多在 70%～80%之间。胃、十二指肠溃疡与幽门螺杆菌高度相关这一点已得到广泛的共识。

（2）根除幽门螺杆菌后溃疡的并发症减少：十二指肠溃疡的并发症如上消化道出血的复发率也明显下降。最能引起人们惶惑的莫过于幽门螺杆菌与胃癌的关系，业已发现，幽门螺杆菌感染率高的人群中胃癌的发病率较高，感染者10～20年后胃癌的发生率也高于非感染者。在幽门螺杆菌感染者中，萎缩性胃炎、肠上皮化生及非典型增生等发生率也较高。所以，世界卫生组织已将幽门螺杆菌列为胃癌的独立致病因子。

（3）根除幽门螺杆菌后溃疡的复发率降低：在成功根除幽门螺杆菌后，十二指肠溃疡的一年复发率仅有1%～3%，与未根除者的复发率（50%～70%）相比，其降低幅度是显而易见的。

（4）根除幽门螺杆菌可促进溃疡愈合：临床流行病学资料研究表明，在根除幽门螺杆菌后溃疡能很快愈合，且复发率也低。

238. 长期服用非甾体类抗炎药患者如何进行抗溃疡治疗

长期服用非甾体类抗炎药患者最好做到以下几点：

（1）非甾体类抗炎药相关性溃疡患者应尽可能停用或减少非甾体类抗炎药用量，如果因病情需要长期服用非甾体类抗炎药者，选择COX-2抑制药，以减少胃肠道反应，提高患者耐受性和安全性。

（2）对停用非甾体类抗炎药者，可予常规剂量疗程的H_2受体拮抗药或质子泵抑制药治疗，对不能停用非甾体类抗炎药者，应选用质子泵抑制药保护性治疗，而不宜用 H_2 受体拮抗药，因为 H_2 受体拮抗药疗效差。

（3）对于非甾体类抗炎药的高危患者，如既往有溃疡病史、高龄、同时服用抗凝血药（包括小剂量的阿司匹林）或糖皮质激素者，应常规予以抗溃疡药物预防，目前认为，质子泵抑制药或米索前列醇预防效果较好，后者因副作用较多而很少使用。

239. 治疗溃疡的疗程应多长合适

消化性溃疡的疗程应依据溃疡的特点及使用的抗溃疡药物而定。

（1）不同溃疡疗程不同：一般情况下，十二指肠溃疡的疗程为 4 ～ 6 周，胃溃疡的疗程为 6 ～ 8 周。对于特殊性难治性溃疡如巨大溃疡、球后溃疡、幽门管溃疡、霜斑样溃疡、穿透性溃疡等，应适当延长疗程 1 ～ 2 周。

（2）选药不同疗程不同：疗程的确定还与所选用的药物有关，十二指肠溃疡疗程 4 ～ 6 周，胃溃疡疗程 6 ～ 8 周，是以 H_2 受体拮抗药为基础的疗程。若使用中和胃酸的药物及胃黏膜保护药治疗，则疗程要延长 1 ～ 2 周，若使用强效质子泵抑制药，部分患者的溃疡可缩短 1 ～ 2 周就愈合了。

（3）复发性溃疡疗程要长：对于多次复发的溃疡应适当延长疗程，并根据具体情况进行抗复发维持治疗。

240. 哪些病人需要维持治疗

为了预防溃疡复发，除了应尽量避免一些复发因素外，主要对溃疡已愈合的患者采用延长用药的方法，即所谓“维持治疗”，可降低复发率，现认为具有如下情况应给予维持治疗。

（1）反复发作每年3次或以上者。

（2）严重消化性溃疡，常以出血或穿孔为发作症状者。

（3）高龄、体质较差、有严重心肺疾病，以及不能耐受消化性溃疡并发症者。

（4）伴随其他疾病必须服用非甾体类抗炎药者或抗凝药物者。

（5）经外科治疗复发者。

241. 维持治疗的方法有哪些

由于消化性溃疡治愈停药后复发率甚高，并发症发生率也较高，而且自然病程可长达10～15年，药物维持治疗是一个重要的措施。下列有3种方案供选择。

（1）正常维持治疗：适用于反复复发，症状持久不缓解，合并存在多种危险因素或伴有并发症者。维持方法：选用甲氰咪胍400毫克或雷尼替丁150毫克或法莫替丁20毫克，睡前一次服用；也可用硫糖铝1克，每日2次，口服。正规长期维持疗法的理想时间尚难确定，多数主张至少维持1～2年，对于老年人、预期溃疡复发可能产生严重后果者，可终身维持治疗。

（2）间歇全剂量治疗：在病人出现严重症状复发或内镜证明溃疡复发时，可给予1个疗程全剂量治疗，据报道约有2/3以上病人可取得满意效果。这种方法简便易行，易为多数病人所接受。

（3）按需治疗：本法系在症状复发时给予短程治疗，症状消失后即停药。对有症状者应用短程药物治疗，目的在于控制症状，而让溃疡自发愈合。事实上，有相当多的消化性溃疡病人在症状消失后即自动停药。按需治疗时，虽然溃疡愈合较慢，但总的疗效与全程治疗并无明显差异。下列病例不适用于本法：60岁以上，有溃疡出血或穿孔史，每年复发2次以上，以及合并其他严重疾病者。

242. 难治性溃疡如何处理

难治性溃疡又有人称为难愈性溃疡或顽固性溃疡。什么是难治性溃疡，目前标准尚未完全统一。一般将经过H_2受体拮抗药或质子泵抑制药正规治疗8周不愈合的十二指肠溃疡和12周不愈合的胃溃疡称之为难治性溃疡。在临床上，约5%的病人属难治性溃疡，难治性胃溃疡多于十二指肠溃疡。难治性溃疡是一相对概念，随着新的更有效的药物和方法应用于临床，原来难治的有可能变为可治。遇到难治性溃疡应作以下分析，寻找出难治的原因，便于治愈溃疡。

（1）分析影响溃疡愈合的因素并去除影响因素：难治性溃疡的难治与多种因素有关，常见的因素有：

①精神因素。焦虑、恐惧、紧张、忧郁常可影响溃疡的

愈合，各种不佳情绪均能影响溃疡愈合，特别是胃溃疡，焦虑时胃黏膜常因血管痉挛而苍白。

②不良生活习惯。饮食不当，疲劳熬夜，长期吸烟、喝酒，不能按时坚持用药，都会使溃疡变为慢性溃疡的难治性。

③正在服用影响溃疡愈合的药物。服用激素、阿司匹林等药物，均能影响溃疡的愈合。

（2）了解合并有其他影响溃疡愈合的慢性疾病：如胃泌素瘤及甲状旁腺功能亢进等，也使溃疡难治。其他如慢性气管炎、肺部疾患、类风湿、肝硬化等也可影响溃疡愈合。

（3）了解是否有并发症的存在：如后壁穿透和幽门梗阻等，若消化性溃疡同时伴有慢性胃炎，可使溃疡症状长期持续，难以治愈。

（4）分析治疗方法是否合理：治疗是否充分值得重视，有的病人觉得症状缓解了而自行停药，有的医生没有按照正规剂量和疗程给药，还有治疗的药物可能失效或有治疗问题。针对这些治疗问题，调整治疗方法有可能治愈溃疡。

（5）是否为癌性溃疡：对于久治不愈的胃溃疡，要多次反复地做胃镜检查，并在镜下取活组织病理检查，以除外癌性溃疡的可能。

（6）是否存在幽门螺杆菌感染：幽门螺杆菌影响溃疡愈合的速度和质量，使溃疡难以愈合和易于复发。因此，对于久治不愈或复发的溃疡应查幽门螺杆菌，若有幽门螺杆菌感染，应将其根除。

243. 胃、十二指肠溃疡可以手术治疗吗，手术方式有哪些

过去，由于药物治疗消化性溃疡的效果欠佳，溃疡易反复发作，出现严重并发症，影响患者生活质量，甚至危及生命，在不得已的情况下选择手术治疗，尤其是20世纪70年代以前，手术治疗曾盛行一时。近来，随着高效抑酸药的问世，特别是质子泵抑制药及抗幽门螺杆菌治疗以后，溃疡能得到很好的愈合，并发症及复发率均明显下降，因此单纯的胃、十二指肠溃疡已不主张手术治疗。

手术治疗大致有两类手术方法：一是切除溃疡部位和胃幽门窦部分，即胃部分切除术；二是切断支配胃体部黏膜分泌胃酸的迷走神经。

（1）胃大部分切除术：系切除胃远侧的2/3～3/4，其中包括胃幽门窦部和十二指肠球部的一部分，然后进行胃肠吻合术。按手术方式，又可分为两种：①Billroth（比罗特）Ⅰ式。胃切除后，斜行关闭胃切除端的小弯侧，以大弯侧与十二指肠做对端吻合。②Billroth（比罗特）Ⅱ式。胃切除后，关闭十二指肠残端和胃的小弯侧，上提空肠，在横结肠前或后，将其近侧端覆盖胃的小弯侧缝合缘，远侧端与胃做端对侧吻合。

（2）迷走神经切断－胃引流术：切断迷走神经有两种方法，一是切断迷走神经主干，如此不仅减少胃酸的分泌，而且会影响胆囊、胰腺和小肠的功能，故目前已较少应用；另一种方法是选择性的迷走神经切断，只切断供应胃的迷走神经，似较前者并发症为少。胃引流术包括幽门成形术和胃－空肠吻合术，以改善幽门梗阻或胃潴留。

（3）迷走神经切断－胃幽门窦部（半胃）切除术：手术包括切断膈下贲门－食管交接处的迷走神经干（或做选择性切除），并切除远侧胃的 40%～50%，残胃做Billroth（比罗特）Ⅰ式或Ⅱ式吻合。该手术能明显减少胃酸的分泌，所以对高胃酸分泌者较为适用。

（4）高度选择性迷走神经切断术：即为选择性的切断迷走神经分支，保全幽门窦和十二指肠的迷走神经纤维，这样不仅可降低胃酸分泌，而且可保全近乎正常的胃排空功能，故手术近期疗效较好。

244．胃、十二指肠溃疡在什么情况下选择手术治疗

目前，药物治疗胃、十二指肠溃疡能取得很好的效果，单纯的胃、十二指肠溃疡已不主张手术治疗，但以下情况应考虑手术治疗。

（1）溃疡并发大量出血经内科治疗无效。

（2）急性溃疡穿孔。

（3）瘢痕性幽门梗阻。

（4）胃溃疡癌变。

（5）严格内科治疗无效的难治性溃疡，如球后溃疡、幽门管溃疡、巨大溃疡等。

245. 外科手术治疗消化性溃疡的并发症有哪些

外科手术治疗消化性溃疡的并发症与手术的方式有关，常见的手术方式及并发症如下。

（1）胃大部切除术后并发症：常见的有①术后胃出血。②十二指肠残端破裂。③胃肠吻合口破裂或瘘。④术后梗阻。可分为输入段梗阻、吻合口梗阻和输出段梗阻三类。共同症状是大量呕吐（呕胆汁或不含胆汁）、不能进食。⑤倾倒综合征与低血糖综合征。⑥碱性反流性胃炎。⑦吻合口溃疡。⑧营养不良。由于胃肠道吸收功能紊乱所致，常见的有体重减轻、贫血、腹泻与脂肪泻、骨病等。⑨残胃癌。

（2）迷走神经切断术后并发症：有的并发症与胃大部切除术后相似，如倾倒综合征，呕吐胆汁，消化不良，腹泻，溃疡复发。溃疡复发率较高，据报道一般为3%～10%，高于胃大部切除术的1%，常为手术切断迷走神经不彻底所致。其余常见并发症有胃潴留、吞咽困难、胃小弯坏死穿孔等。

246. 为什么胃溃疡治疗后要复查胃镜

（1）溃疡是否愈合，不能仅依据临床表现，而应以胃镜检查为准，镜下能直观地了解溃疡愈合情况。

（2）跟踪检查，防止癌变。胃溃疡有癌变倾向，癌变率约10%，且有的胃溃疡属早期胃癌，在病变早期不一定能只通过一次胃镜就能确诊，需要多次检查，动态观察才能除外癌变的可能性。有下列情况的胃溃疡更应做胃镜随访：胃镜检查怀疑有恶性溃疡，但病理检查未找到癌细胞；经正规药物治疗后，病情无好转；溃疡边缘病理活检提示有不典型增生。

（3）X线钡剂造影检查虽可了解溃疡情况，但不能取病理做活检，不适合于胃溃疡的随访检查。胃溃疡的随访检查最好是胃镜检查。

247．消化性溃疡并发出血时的止血方法有哪些

（1）内镜下止血：消化性溃疡并发出血时应首选急诊内镜下止血治疗，若患者有剧烈呕血不止，血压下降，甚至出现出血性休克时，应密切观察，积极补液、输血，待休克纠正后再行内镜诊治。

（2）局部止血：凝血酶5 000单位，加生理盐水100毫升，频服。或去甲肾上腺素8～16毫克加入100～150毫升冰水或冰牛奶中，采用小口频频口服法。严重者可于初4小时，每10～15分钟1次，每次20～30毫升，4小时以后递减。也可先留置胃管，经胃管应用上述局部止血药。

（3）应用止血药：立止血具有类凝血酶和类凝血激酶样作用，可促进出血部位血小板聚集，释放凝血因子，使出血部位形成血栓，利于止血。每次1 000单位，入壶，每日2次。一日总量不超过8 000单位，用药不超过3天。也可用止血环酸、止血敏等治疗。

（4）抑制胃酸分泌：可经静脉给予奥美拉唑等药抑制胃酸分泌，为止血提供良好的胃内环境。

（5）手术治疗：对于溃疡并发大出血且积极内科治疗出血仍不止者，尤其是喷射样的动脉出血，应紧急外科手术治疗。

248．溃疡并发出血时的内镜下止血治疗方法有哪些

（1）内镜下直接喷洒止血药物：常用的有孟氏液和去甲肾上腺素，一般可收到立即止血的效果。孟氏液是一种碱式硫酸铁，具有强烈收敛作用。动物实验证明，其作用机制是通过促进血小板及纤维蛋白的血栓形成，并使红细胞聚集、血液加速凝固而止血。常用浓度5%～10%，每次50～100毫升。原液可使平滑肌剧烈痉挛，曾有使纤维胃镜因肌肉挛缩过紧不能拔出的报道，故不宜使用。孟氏液止血有效率85%～90%。去甲肾上腺素可用8毫克加入等渗盐水20毫升中使用，止血有效率80%。

（2）高频电凝止血：电凝止血必须确定出血的血管方能进行，决不能盲目操作。因此，要求病灶周围干净。如若胃出血，电凝止血前先用冰水洗胃。对出血凶猛的食管静脉曲张出血，电凝并不适宜。操作方法是用凝固电流在出血灶周围电凝，使黏膜下层或肌层的血管凝缩，最后电凝出血血管。单极电凝比双极电凝效果好，首次止血率可达88%，第二次应用止血率为94%。

（3）激光止血：近年可供作为止血的激光有氩激光（argon laser）及石榴石激光（Nd.YAG）两种。止血原理是由于光凝作用，使照射局部组织蛋白质凝固，小血管内血栓形成。

止血成功率在80%～90%，对治疗食管静脉曲张出血的疗效意见尚有争议。激光治疗出血的并发症不多，有报道个别发生穿孔、气腹，以及照射后形成溃疡，导致迟发性大出血等。

（4）局部注射血管收缩药或硬化剂：经内镜用稀浓度即1/10 000肾上腺素在出血灶周围黏膜下注射，使局部血管收缩，周围组织肿胀压迫血管，起暂时止血作用。继之局部注射硬化剂如1%加四烃基硫酸钠，使血管闭塞。该法可用于不能耐受手术的患者或年老体弱者。

（5）放置缝合夹子：内镜直视下放置缝合夹子，把出血的血管缝夹止血，伤口愈合后金属夹子会自行脱落，随粪便排出体外。该法安全、简便、有效，可用于消化性溃疡或应激性溃疡出血，特别对小动脉出血效果更满意。

249. 溃疡并发出血时应用抑酸药的机制是什么

（1）在酸性环境下，纤维蛋白溶解酶活力增强，出血处血液不易形成血栓，破损的血管不能止血，因此要抑制胃酸，以便血液易于凝固。有研究认为，血小板诱导的止血作用只有在胃内pH值大于6时才能发挥作用。

（2）已经形成的血凝块在酸性环境下也易溶解，其他止血措施将不能发挥应有的作用。有研究认为，新形成的血凝块在胃内pH值小于5时会被迅速消化。

（3）抑酸药还能促进胃黏膜糜烂、溃疡的愈合，有利于止血及防止继续出血。

抑酸药治疗溃疡并发出血只是提供一个有利于止血的胃

内环境，其前提是患者出血能自止。若患者血液自凝功能差，或出血量大，只提供止血环境出血不能停止者，应有其他止血药物和方法的应用。

250．溃疡并发出血时如何选用抑酸药

不同的酸相关疾病对抑酸的要求是不同的，有研究表明，消化性溃疡只要将胃酸pH值提高到3，并维持18小时以上，溃疡就可以愈合；治疗幽门螺杆菌时，要将胃酸pH值提高到5，并维持18小时以上，才能为根除幽门螺杆菌治疗提供较好的胃内环境；治疗胃内出血时，要将胃酸pH值提高到6，并维持20小时以上，才能达到最好的止血效果。因此，溃疡并发出血时，应以强抑酸药为好，要将胃酸分泌抑制到最低，并能维持较长时间。药物选择应以质子泵抑制药为好，由于出血期要禁食、禁水，故最好静脉给药，可选择奥美拉唑治疗，该药抑酸分泌强，作用持久，每次给药抑酸达17～20小时，为满足治疗效果，应每日2次给药。

251．消化性溃疡并发幽门梗阻时如何处理

（1）禁食：禁食可减少胃内容物，缓解症状。

（2）胃肠减压：留置胃管，并持续胃肠减压，抽出胃内容物，让胃得以休息，缓解症状。

（3）营养支持：在胃肠减压期间，应静脉补充营养，维

持水、电解质及酸碱平衡。

（4）原发病治疗：应用有效的抗溃疡药，使溃疡愈合，幽门水肿消除，则非器质性幽门狭窄可以复通。

（5）内镜扩张术：一半以上的消化性溃疡并发幽门梗阻是由幽门出口处瘢痕所致，这类患者可选择在内镜下行扩张术，让狭窄的幽门出口扩大。

（6）手术治疗：对于经上述治疗无效的器质性幽门狭窄，需外科手术治疗。

对于幽门痉挛及溃疡周围组织充血、水肿引起的幽门梗阻，或幽门不全性梗阻而症状较轻时，只进行抗溃疡治疗则可，溃疡愈合，幽门水肿消失，梗阻则可消除。

252. 消化性溃疡并发穿孔时如何处理

消化性溃疡并发穿孔有3种类型，不同类型的穿孔可采取不同的治疗方法。

（1）游离穿孔：也称急性穿孔，出现胃内容物流入腹腔导致急性腹膜炎，对这种穿孔应给予内科积极治疗，包括禁食、胃肠减压、补液及应用抗生素治疗，并尽快施行外科手术治疗。

（2）亚急性穿孔：是急性穿孔的一种较轻的特殊情况，因游离穿孔较小，很快被炎性组织和分泌物堵塞，不出现急性腹膜炎，或急性腹膜炎较轻。对这种穿孔也应与急性穿孔一样要进行积极内科治疗，效果不理想者应手术治疗。

（3）穿透：即溃疡穿透胃肠全层，但由于溃疡基底部被邻近脏器所封闭，因此胃肠道内容物不会流入腹腔，不会引起急性腹膜炎。对这种穿孔应以内科抗溃疡治疗为主，效果不佳，或病情进展者可考虑手术治疗。

253. 如何有效治疗夜间酸突破

夜间酸突破现象（NAB）是指在应用质子泵抑制药的情况下，夜间（当晚22时至次日早上8时）胃内pH值小于4的时间持续超过60分钟。夜间酸突破是质子泵抑制药治疗的常见并发症，目前尚无理想的治疗办法，增加质子泵抑制药的剂量或增加给药次数，均不能缓解症状。目前控制夜间酸突破最好也是最常用的办法是在服用质子泵抑制药的基础上，睡前加服一次常规剂量的H_2受体拮抗药，多数患者的症状能得到缓解。但部分患者在连续使用H_2受体拮抗药1周后，其抑酸效果就会下降，而使用1个月后抑酸效果就不是很明显，这可能与H_2受体拮抗药的耐药性有关，因此建议按需、间断使用H_2受体拮抗药。

254. 如何防止抑酸治疗过程中的酸反跳

目前，临床常用的抑酸药包括奥美拉唑、兰索拉唑、泮托拉唑、雷贝拉唑钠、埃索美拉唑和西咪替丁、雷尼替丁、法莫替丁等,对胃、十二指肠溃疡的治疗具有显著疗效。然而，在抑酸药的治疗中有一个不可忽视的问题，就是部分患者在用药时间长后可能产生一定程度的药物依赖性，或有个别患者的胃酸增多问题并没有完全控制，那么这些患者一旦骤然停药，就有可能引起“反跳”而致溃疡复发，再次出现反酸、嗳气、上腹部不适症状。一项随机双盲安慰剂对照研究显示，健康受试者在8周埃索美拉唑治疗停药后的4周内，亦可出现胃灼热等酸相关症状。有研究证实，在质子泵抑制药治疗期间，因胃内pH值显著升高，胃窦部G细胞的胃泌素分泌增加，导致血中胃泌素水平升高。胃泌素对胃泌酸黏膜区有营养作用，可引起该区黏膜增生，并增强肠嗜铬样细胞（ECL细胞）和壁细胞的功能。因此，在停止质子泵抑制药治疗后，可出现反跳性酸分泌增加，而且这种现象至少可持续2个月。根据调查，目前许多患者并没有对抑酸药的这种“反跳”现象引起足够重视，常常是服药不规范，停药也比较随意，一些患者的病情也因此而复发。所以，医学专家强调指出，患者必须重视抑酸药用药的合理性，长期或大剂量用药超过2～3个月，停药时必须采取逐渐减量，缓慢撤停的方法。首先减去1/3～1/2量，观察1周，若未出现“反跳”现象，方才完全撤停。反之，则及时恢复原先剂量，继续原剂量维持治疗，待“反跳”现象消失，病情再次平稳2～3周后，再考虑从更小剂量减起，并且观察时间也要更长一些，以逐渐增强机体的适应性，避免“反跳”的发生。此外动物研究证实，联合应用质子泵抑制药和胃泌素受体拮抗药可有效预防停药后的反跳性酸分泌过多。

255. 什么是溃疡愈合质量，其评价内容有哪些

溃疡愈合质量观点认为，溃疡愈合不仅需要缺失组织的再生上皮化修复，更需要上皮下组织结构的修复重建。评价溃疡愈合不仅要在内或直视下观察，而且要对上皮下组织结构的重建情况进行了解；不仅要评价再生组织的结构成熟度，而且也应重视其功能成熟度，并把溃疡愈合质量的好坏与未来溃疡复发联系起来。溃疡愈合质量评价内容如下。

（1）内镜下评价：包括应用纤维内镜、电子放大内镜、染色对比内镜、超声内镜等进行的评价，具体标准是：R期，溃疡边缘无再生绒毛；R_1期，溃疡边缘可见少量再生绒毛；R_2期，溃疡边缘可见粗大颗粒状再生绒毛；Sa期，溃疡瘢痕中央部凹陷；Sb期，溃疡瘢痕中央凹陷消失，再生黏膜呈粗大颗粒状；Sc期，瘢痕中央凹陷消失，再生绒毛呈细颗粒状，瘢痕部黏膜平坦接近正常黏膜形态。

染色对比内镜下，观察到再生黏膜呈平坦状比结节状的愈合质量高，复发率低；同时行超声内镜观察，也发现内部低回声区的存在率以平坦型愈合溃疡为低。

超声内镜下溃疡初愈合时会有低回声区（溃疡回声）、壁增厚；对称或不对称的黏膜下层溃疡回声集中，相应于溃疡深度或宽度及复发史的尖锐（针尖样）或圆钝（宽面样）的回声集中。愈合质量好的溃疡会是超声内镜下低回声区的消失和壁增厚变化的消退。

（2）再生黏膜组织学成熟度的评价：①上皮组织。用再生黏膜的厚度、上皮细胞群、上皮细胞数与结缔组织细胞数

的比值、上皮细胞与腺腔数的比值、腺体的高度和数量、腺体排列状况、腺体囊状扩张程度及腺细胞形态、分化程度衡量。②肉芽组织。用成纤维细胞数量、新生血管数及分布构象、神经支配状况、胶原纤维及黏膜肌层的再生情况、炎症细胞浸润程度来衡量。

（3）再生黏膜功能成熟度的评价：通过活检组织对再生黏膜的功能进行评价，包括：①微循环状况（黏膜血流测定）。②糖蛋白含量测定及糖构成分析。③前列腺素，表皮生长因子水平测定。④再生黏膜产生黏液功能。⑤受体表达状况。

256．如何提高溃疡愈合质量

（1）延长疗程：可在使用抑制“攻击因子”药物完成一个疗程的治疗后，继续服用维持剂量半年至1年，让溃疡慢慢地愈合，让溃疡上面新生的肉芽组织逐渐被纤维结缔组织代替。以雷尼替丁为例，1个疗程是4～8周，每日早晚各服1粒（150毫克）。1个疗程结束后，改为每日晚上服1粒，维持半年至1年，再复查胃镜，若溃疡愈合后才停药。

（2）治疗同时使用加强“防卫因子”药物：临床实践证明，同时使用抑制“攻击因子”和加强“防卫因子”两种药物可促进胃溃疡早日愈合，提高愈合质量，防止溃疡复发。特别是难治性溃疡，一定要“双管齐下”才能获得满意的疗效和较好的愈合质量。例如，质子泵抑制药奥美拉唑与胃黏膜保护药施维舒合用，可提高溃疡愈合质量。施维舒能增加胃内黏液的合成，保护黏膜，修复受损的黏膜，提高愈合的质量，减少复发。

（3）根除幽门螺杆菌：对于幽门螺杆菌阳性的溃疡病患者一定要进行根除幽门螺杆菌治疗，根除幽门螺杆菌可以提高溃疡的愈合质量，减少溃疡复发。

257. 老年人消化性溃疡治疗时应注意哪些问题

（1）加强支持疗法：老年人患胃溃疡时，因食欲下降，持续时间过长可引起营养不良，对胃溃疡愈合不利。因此在治疗时，首先应加强营养，补充足够的优质蛋白质，以便在溃疡的组织缺损部位促进肉芽组织增生；同时应摄入高维生素、容易消化的清淡食物，以减轻对胃溃疡的刺激，有利于溃疡愈合。

（2）根据消化性溃疡的不同类型选择药物：胃溃疡发病过程中以胃黏膜保护因素削弱为主，其治疗主要选用生胃酮、铋制剂、前列腺素 E 等加强胃黏膜屏障的药物；若为十二指肠溃疡则选用 H_2 受体阻滞药、质子泵抑制药、抗酸药等抑制损害因素的药物。但老年人消化性溃疡常是多因素复合作用的结果，这里强调的仅是选择药物时的侧重而已。

（3）预防药物的不良反应：因老年人多伴有其他系统的疾病，手术适应证少，故通常以药物治疗为主。在用药时，应选择不良反应小的药物，并注意防止加重原有的症状。如老年人消化性溃疡患者选用含钠高的抗酸药，可增加水钠潴留，使心肾负荷加重；长期服氢氧化铝会造成排便困难，加重便秘；服抗胆碱药可加重前列腺肥大及青光眼的症状。因此，在选择抗溃疡药物时应倍加小心，应选用既能治疗溃疡病，又不加重并发症的药物。

（4）并发症的用药问题：若老年人消化性溃疡患者需要同时服用某些治疗其他系统疾病的药物时，首先应考虑药物是否对胃黏膜有损害作用。如有损害作用则改服其他无损害的有效药物，或暂时停用一段时间，或在饭后及服用胃黏膜保护药后再服用。如无胃黏膜损害作用，也应注意药物间相互作用，尽量分开服用，以免降低疗效。

（5）并发症治疗：老年消化性溃疡并发症多出现症状晚，治疗相对困难，死亡率高，关键是早期发现，及时治疗。

（6）抓住手术时机：经积极治疗不见好转或有癌变倾向者，应及时行胃大部切除术。术后容易并发代谢性骨病和贫血，必要时补充铁剂、叶酸及维生素 D_3、维生素 B_{12}。

258. 溃疡久治不愈的原因是什么

一般来讲，胃溃疡治疗 8 周、十二指肠溃疡治疗 6 周基本能愈合。临床上也有的溃疡久治不愈，这时应分析原因，调整治疗方案，促进溃疡愈合。

（1）溃疡为穿透性溃疡：穿透与穿孔不同，穿透是穿通肠壁并与邻近器官组织，如胰腺、网膜、肝脏或结肠粘连，而不发生游离穿孔。穿透性溃疡是顽固性溃疡的重要原因。

（2）溃疡属于某些特殊类型的溃疡：如球后溃疡、幽门管溃疡、老年消化性溃疡时，内科治疗效果往往不如普通消化性溃疡。

（3）存在引起难治性溃疡的疾病：如胃泌素瘤、甲状旁腺功能亢进症等，胃酸处于高分泌状态而发生的难治性溃疡。

（4）诱发溃疡发生的原因持续存在：如吸烟、饮酒、饮食不当等因素未予去除，或存在持续而强烈的精神因素刺激，都可能影响溃疡延迟不愈。

（5）对 H_2 受体的反应性降低：支持这一观点的依据是长期应用 H_2 受体拮抗药，可使患者对药物的敏感性下降。

（6）幽门螺杆菌持续存在：幽门螺杆菌感染致黏膜防御功能削弱是引起溃疡迁延不愈的一个重要原因。根除幽门螺杆菌不仅减少溃疡复发而且也促进溃疡愈合。

（7）警惕合并胃癌：早期溃疡型胃癌大体形态难以鉴别，而活检诊断阳性率也并非100%，所以应注意反复胃镜取活体检查，以避免发生误认为是难治性溃疡的溃疡型癌或溃疡恶性变。

（8）依从性差：有的患者不严格遵守医嘱，频繁更换药物，或症状稍有缓解即停用药物，影响溃疡的愈合。

259. 治疗消化性溃疡，胃痛消失就可以停药了吗

消化性溃疡患者大多数有特征性胃痛，即长期反复发作、周期性、节律性的疼痛。疼痛给患者带来痛苦，因此消除疼痛也成为溃疡病治疗的首要目的。但溃疡病的治疗不仅仅是为了解除疼痛，更主要的是为了促进溃疡愈合，防止并发症和预防复发。溃疡病患者出现胃痛多是胃酸对溃疡面的刺激所致，应用抑酸药后，胃酸减少，刺激性也减少，胃痛消失或缓解，特别是许多碱性抗酸药，由于其中和胃酸的作用，止痛效果迅速。虽然疼痛缓解或消失，但溃疡尚未愈合，因

此过早停药会影响溃疡的愈合，容易使溃疡复发和出现并发症，故不能按胃痛消失来停药。应按标准疗程治疗消化性溃疡，而不是以胃痛消失作为停药指征。

260. 溃疡愈合后仍有胃痛怎么办

胃痛是消化性溃疡的主要症状，之所以会出现疼痛，是由于胃酸对溃疡面的刺激作用所引起，溃疡愈合后，疼痛就应该消失。如果溃疡愈合后仍有胃痛反复发作而未见明显缓解者，可以对肝、胆、胰腺等主要脏器做一次全面的B超或CT检查，有必要的话还可以做一次全消化道钡剂造影检查（特别要注意小肠），已明确是否患有其他可引起胃痛的疾病。如果上述检查结果均为正常，那么胃痛很可能是由胃痉挛或神经因素引起的。

261. 消化性溃疡的预后怎样

消化性溃疡是一种全球性多发病、常见病，其年发病率为1.1%～3.3%，患病率为1.7%～4.7%，估计人群中约有10%的人在其一生中患过本病。

消化性溃疡是慢性疾病，许多患者虽然反复出现溃疡，但均较轻，一般预后良好，经治疗尚能愈合。部分消化性溃疡具有自限性，即不治疗也能愈合，但愈合时间往往较长，至少3个月以上。所以，有些患者并不知道自己曾患过消化性溃疡，而在体检或因其他疾病行胃镜检查时才发现已有愈合的溃疡存在。

溃疡具有复发性。在自然病程中，约80%的溃疡病治愈后在1年内复发，5年内复发率达100%。一般认为，消化性溃疡自然病程15～20年，此后复发逐渐减少。已经认识到吸烟、胃高分泌、长期的病史和以前有过并发症、使用致溃疡药物、幽门螺杆菌感染是导致溃疡复发的重要危险因素，临床上对每一个消化性溃疡病人要仔细分析病史和做有关检查，尽可能地消除或减少上述危险因素。近年来，强效抑酸药的应用及根除幽门螺杆菌的治疗，消化性溃疡的复发率已明显下降到10%以下。

出现并发症时,其预后与并发症有关。主要为出血、穿孔，若不及时处理，可导致2.5%～8.0%的病死率；大出血时若不经恰当处理，病死率可高达30%；少数胃溃疡患者可发生癌变，其愈后将是不良。

（二）中医药治疗

262. 中医学是如何认识消化性溃疡的

中医无消化性溃疡之病名，依据消化性溃疡的主要临床特征,将其归于“胃痛”范畴,部分亦可分属“呕吐”“反胃”“嘈杂”“吞酸”等范畴。中医学认为溃疡病多由于忧思郁怒、肝木横逆犯胃或饮食劳倦，损伤脾胃之气所致。中医学认为，胃主受纳水谷，脾主运化精微，若胃失和降，脾失健运，而致肝郁脾虚、阴阳失调，经年累月之后，保护胃的黏膜层严重伤害，则易并发严重的症状如胃出血、呕血、黑便、穿孔及幽门梗阻。

中医学关于胃痛的记载，最早见于《内经》，如《素问·六元政纪大论》:“木郁之发，民病胃脘当心而痛，上支两胁，膈咽不通，食饮不下。”《素问·至真要大论》:“厥阴司天，风淫所胜，民病胃脘当心而痛。”说明胃痛与木气偏胜，肝胃失和有关。《素问·至真要大论》还指出:“太阳之胜，凝凓且至，寒厥入胃，则内生心痛，复见厥气上行，心胃生寒，胸膈不利，心痛痞满。”则表明太阳寒水气胜，寒凝气滞，也可发为胃痛。此外，《素问·痹论》又说:“饮食自倍，肠胃乃伤。”说明暴饮暴食亦是胃痛原因之一。

263. 中医学认为消化性溃疡发生的病因病机是怎样的

消化性溃疡的病位虽在胃，而与肝，脾的关系至为密切，胃与脾以膜相连，胃主受纳，腐熟水谷，以和降为顺，脾主饮食精微的运化，以上升为常，二者同为后天之本，仓廪之官，在生理上相互配合，在病理上亦相互影响，如劳倦内伤，饥饱失常，每多脾胃同病。肝属木，为刚脏，喜条达，主疏泄，肝气横逆，木旺乘土；或中土壅滞，木郁不达；或肝火亢盛，迫灼胃阴或胃血瘀阻，胃失滋荣，故胃病多关乎肝，根据以上认识，其病因病机大致有以下几点：

（1）病因

①寒邪犯胃。外受寒邪，犯及胃腑；过服寒凉，寒凉伤中，致使气机凝滞，胃气不和，收引作痛。《素问·举痛论》说:“寒

气客于肠胃之间，膜原之下，血不得散，小络急引，故痛。”

②饮食伤胃。饮食过量、过食生冷、过食肥甘厚味、辛辣、饮烈酒等，损及脾胃，脾胃气机不和，遂成胃痛。《素问·痹论》说：“饮食自倍，肠胃乃伤。”《医学正传·胃脘痛》言：“初致病之由，多因纵恣口腹，喜好辛酸，恣饮热酒……复餐寒凉生冷，朝伤暮损，日积月深……故胃脘疼痛。”

③情志不畅。恼怒伤肝，肝失疏泄，气失条达，肝气郁结，横逆犯胃，气机阻滞，故致胃痛。肝郁日久化火，郁火乘胃，肝胃郁热，可致胃脘灼热而痛。气滞日久，血行不畅，血脉凝涩，瘀血内结，遂成胃脘刺痛，其病势缠绵难愈。故《增评柳选四家医案·评选继志堂医案上卷·脘腹痛门》言：“肝胃气痛，痛久则气血瘀凝。”忧思伤脾，脾弱肝旺，木贼土虚，胃腑受克，故脘痛而胀。另外，思则气结，胃气不得宣通，故郁而作痛。

④体虚久病。素体脾胃虚弱，或久病脾胃受损，或劳倦过度，均可致中焦虚寒，寒从内生，脉络失于温养，故胃脘隐隐作痛。若脾胃虚寒，复因感受外寒，内外合邪则成寒积胃痛。

（2）病机

①胃气瘀滞，不通则痛。凡诸种原因导致胃气失于和降，或气滞血瘀，或宿食停滞，胃气郁滞等皆可导致胃痛。至于阳气不足，中焦虚寒，胃络失于温养；或胃阴不足，胃失濡养，皆可引起脉络拘急，气血运行失畅，亦能形成胃痛。

②脾胃虚弱，气阴不足，胃失濡养，不荣则痛。

③病变在胃，与肝脾关系密切。病的基本病变部位在胃，但与肝脾的关系极为密切。肝胃之间，土木相乘，故肝气郁结，易于横逆犯胃，以致气机痞阻，发为胃痛。故《医学正传·

胃脘痛》言:“木气被郁，发则太过，故民病有土败木贼之候。”脾与胃互为表里，经脉互相络属，同居中焦，皆系后天之本。《脾胃论·卷上·脾胃胜衰论》说:“饮食不节则胃病……胃既病，则脾无所禀受……故亦从而病焉。形体劳役则脾病……脾既病，则其胃不能独行津液，故亦从而病焉。”说明脾病可及胃，胃病也可及脾。临床所见，脾病及胃所致胃痛者，多以虚证为主。

264. 中医学如何辨证治疗消化性溃疡

消化性溃疡的基本病机是气机郁滞，故理气和胃为本病的治疗大法。在病变过程中可出现胃络瘀阻、肝胃失和、寒热错杂、胃阴亏虚、脾胃虚寒等病机变化，故还应针对具体病情，合理地选用活血化瘀、疏肝和胃、寒热并治、滋养胃阴、温中健脾等治法，有严重并发症时还应及时抢救。

（1）寒邪客胃证

表现:胃痛暴作，恶寒喜暖，得温痛减，遇寒加重，口淡不渴，或喜热饮，苔薄白，脉弦紧。

治法:温胃散寒，理气止痛。

方药:良附丸合香苏散加减。

高良姜、木香（后下）、陈皮、紫苏叶各10克，香附15克。

加减:若寒重者，可加吴茱萸3克，干姜5克;气滞重者，可加枳壳10克;若见寒热身痛等表寒证者，加紫苏10克，生姜5克;若兼见胸脘痞闷不食，嗳气呕吐等寒夹食滞者，可加枳壳、神曲、鸡内金各10克，以消食导滞，温胃降逆。

（2）饮食停滞证

表现：伤食之后即出现胃脘胀满疼痛，嗳腐吞酸，或呕吐不消化食物，吐后痛减，大便秽臭不爽，舌苔厚腻，脉滑。

治法：消食导滞。

方药：保和丸加减。

炒山楂、茯苓各15克，神曲、莱菔子、半夏、陈皮、连翘、枳实、鸡内金各10克。

加减：腹胀甚者，加槟榔10克，厚朴6克；胃腹痛而大便不通者，加大黄（后下）5克，玄明粉（冲服）3克；呕吐者，加竹茹15克。

（3）肝胃不和证

表现：胃脘胀痛，窜及两胁，嗳气，反酸，纳差，善太息，舌淡红，苔薄白或薄黄，脉弦或沉弦。

治法：疏肝理气，和胃止痛。

方药：柴胡疏肝散加减。

柴胡10克，延胡索10克，陈皮10克，枳壳10克，川芎10克，香附10克，香橼10克，郁金15克，白芍15克，生甘草6克。

加减：嗳气频者，加旋复花（包煎）10克，代赭石（先煎）20克；胃脘灼热、反酸者，原方去陈皮，加乌贼骨15克，黄连6克，吴茱萸1克；痛甚者，加川楝子10克，三七粉（冲服）3克。

（4）脾胃虚寒证

表现：胃脘隐痛，喜暖喜按，空腹痛重，得食痛减，吐清水，神倦，便溏，舌胖有齿印，苔薄白，脉细或虚软无力。

治法：温中健脾，益气和胃。

方药：黄芪建中汤加减。

黄芪20克，白芍15克，白术15克，桂枝10克，炙甘草6克，陈皮10克，砂仁（后下）6克，干姜5克，大枣3枚。

加减：腹冷便溏者，加制附片（先煎）6克，炮姜炭6克；脘腹痞满者，加枳实10克，厚朴10克；泛吐清水痰涎者，加半夏10克，茯苓15克，吴茱萸3克。

（5）胃阴不足证

表现：胃脘隐痛或灼痛，口干舌燥，喜冷饮，失眠多梦，大便干结，舌红少苔、无苔或剥苔，脉细数。

治法：养阴益胃。

方药：一贯煎合芍药甘草汤加减。

沙参15克，麦冬15克，生地黄15克，淮山药15克，枸杞子15克，白芍15克，佛手10克，当归10克，川楝子9克，炙甘草10克。

加减：兼气虚而有神疲乏力、少气懒言、自汗出者，加太子参、黄芪、炙百合各15克；口干渴甚者，加天花粉、鲜石斛各15克。

（6）胃络瘀阻证

表现：胃痛如刺，痛处不移而拒按，或有呕血及黑便史，舌质暗或有瘀斑，脉涩。

治法：活血化瘀，理气止痛。

方药：失笑散合丹参饮加减。

生蒲黄（包煎）10克，五灵脂10克，香附10克，枳壳10克，丹参15克，砂仁（后下）6克，檀香（后下）3克，白及10克，三七粉（冲服）3克。

（7）寒热夹杂证

表现：胃脘隐痛或胀痛，喜暖喜按，嗳气反酸，口干，失眠，大便干结或时干时稀，舌红胖有齿印，苔白黄相间或黄腻，脉弦细数或滑数。

治法：辛开苦降，和胃消痞。

方药：甘草泻心汤加减。

黄连6克，佛手10克，黄芩10克，干姜6克，清半夏10克，党参15克，大枣5枚，炙甘草6克。

加减：胃痛、反酸明显者，加吴茱萸1克，海螵蛸10克；嗳气、恶心明显者，加旋复花（包煎）10克，代赭石（先煎）30克；脾虚甚者，加白术、淮山药各15克。

265. 减少胃酸损害，中医的治疗方法有哪些

消除胃酸的损伤可从以下四个方面进行。

（1）中和法：许多中药如海螵蛸、螺丝壳、煅瓦楞子等，这些药物含有较多量的碳酸钙，呈弱碱性，对胃酸有一定的中和作用，在一定程度上可缓解高胃酸引起的胃损伤。

（2）疏肝和胃法：高鼓峰在《四明心法·吞酸》中说："凡为吞酸尽属肝木，曲直作酸也。"可见，胃酸为病，"总是木气所致"。因此，疏肝和胃是治疗胃酸过多的常用方法。常用方为柴胡疏肝散，亦可于方中酌加柴胡、香附、佛手等药。亦可于方中加入左金丸治疗，有较好效果。

（3）燥湿健脾法：胃酸是胃分泌的液体，量适中而下走则为常，量多而不下走则为变，乃胃液过多或胃液性质有变也，其与中医的胃（脾）不化水湿相关，故可用燥湿健脾之法治疗。

常用方为香砂六君子汤，亦可酌加吴茱萸、苍术、神曲等药。

（4）清热燥湿法：《素问·至真要大论》言："诸呕吐酸，皆属于热。"高鼓峰在《四明心法·吞酸》中说："寒则阳气不舒，气不舒则郁而为热，热则酸矣。"高鼓峰又言："饮食太过，胃脘痞塞，脾气不运而酸者，是怫郁之极，湿热蒸变，如酒缸太甚则酸也。"脾失运化则生湿浊，湿郁日久则化热，而成湿热并见之证。可用半夏泻心汤治疗，热明显者，可加蒲公英，湿重者加厚朴，寒热并调才能热清湿除，病状康复。

266. 消化性溃疡常用的治疗中成药有哪些，如何使用

用于治疗消化性溃疡的中成药有许多，以下所列仅为临床常用之一部分，供大家选用。

（1）溃疡灵胶囊

组成：三七、儿茶、浙贝母、海螵蛸、甘草、延胡索、黄芪、白及、百合。

功效主治：益气、化瘀、止痛。用于胃、十二指肠溃疡。

用法：每粒装 0.25 克；每次 3～ 5 粒，每日 3 次，口服。

（2）胃乃安胶囊

组成：黄芪、三七、人参粉、珍珠层粉、人工牛黄。

功效主治：补气健脾，宁心安神，行气活血，消炎生肌。用于胃、十二指肠溃疡、慢性胃炎。

用法：每粒装 0.3 克；每次 4 粒，每日 3 次，口服。

（3）安胃疡胶囊

组成：甘草黄酮类化合物。

功效主治：补中益气，解毒生肌。主治胃、十二指肠球部溃疡，对虚寒型和气滞型患者有较好的疗效。并可用于溃疡愈合后的维持治疗。

用法：每粒装 0.3 克；每次 2 粒；每日 4 次，三餐和睡前口服。

（4）健胃愈疡片

组成：柴胡、党参、白芍、延胡索、白及、珍珠层粉、青黛、甘草。

功效主治：疏肝清热，健脾和胃，行气止痛，收敛生肌。适用于气滞型、郁热型或气虚型胃溃疡，症见胃脘胀痛连胁、心烦易怒或伴纳少乏力者。

用法：每片 0.5 克；每次 4 ～ 6 片，每日 4 次，口服。

（5）乌贝散

组成：海螵蛸、浙贝母、陈皮。

功效主治：制酸止痛，收敛止血。适用于各种类型的消化性溃疡，症见胃痛反酸者。

用法：每次 3 克，每日 3 次，口服，饭前温开水送服。用于治疗十二指肠溃疡可加倍用量。

（6）猴菇菌片

组成：猴菇菌。

功效主治：促进溃疡愈合，适用于各种类型消化性溃疡的治疗。

用法：每次 3 片，每日 3 次，口服。

（7）安胃片

组成：延胡索（醋制）、白矾（煅）、海螵蛸。

功效主治：制酸，止痛。用于胃痛反酸，胃、十二指肠溃疡，慢性胃炎。

用法：每片0.5克；每次6片，每日3次，口服。

注意：①忌酸辣、油腻不消化之物。②忌恼怒。

（8）海洋胃药

组成：海星、陈皮、牡蛎、瓦楞子、黄芪、白术、枯矾、干姜、胡椒。

功效主治：健胃止痛。脾胃虚弱，胃寒作痛，胃酸过多，胃、十二指肠溃疡。

用法：每片0.3克；每次6片，每日3次，口服。

注意：①阴虚内热者慎服。②孕妇忌服。③忌生冷、辛辣及不消化之物。

（9）陈香白露片

组成：陈皮、川木香、大黄、石菖蒲、甘草、次硝酸铋、碳酸氢钠、碳酸镁、氧化镁，辅料为硬脂酸镁。

功效主治：健胃和中，理气止痛。用于胃酸过多，消化性溃疡及慢性胃炎引起的胃脘痛。

用法：每片重0.3克，每次5～8片，每日3次，口服。

注意：①孕妇、哺乳期妇女禁用。②饮食宜清淡，忌食辛辣、生冷、油腻食物。③忌情绪激动及生闷气。④胃阴虚者不适用，其表现为唇燥口干、喜饮、大便干结。

（10）复方田七胃痛胶囊

组成：三七、延胡索、香附、吴茱萸、川楝子、白芍、白及、枯矾、氧化镁、碳酸氢钠等13味。

功效主治：制酸止痛，理气化瘀，温中健脾。用于胃、十二指肠溃疡胃脘痛。

用法：每粒装 0.5 克（相当于原药材 0.73 克）；每次 3 ～ 4 粒，每日 3 次，口服。

注意：①不良反应有口干、便秘、出汗减少、口鼻咽喉及皮肤干燥、视物模糊、排尿困难等。②前列腺肥大、青光眼患者禁用。③孕妇及月经过多者禁用。④哺乳期妇女禁用。

（11）快胃片

组成：白矾、白及、甘草、海螵蛸、延胡索。

功效主治：消炎生肌，制酸止痛。用于胃溃疡，十二指肠溃疡，浅表性胃炎，胃窦炎。

用法：糖衣片每次 6 片，11 ～ 15 岁每次 4 片；薄膜衣片每次 3 片，11 ～ 15 岁每次 2 片；每日 3 次，饭前 1 ～ 2 小时服。

注意：低酸性胃病、胃阴不足者慎用。

（12）溃得康颗粒

组成：黄连、蒲公英、苦参、三七、黄芪、浙贝母、白及、白蔹、海螵蛸、豆蔻、砂仁、甘草。

功效主治：清热和胃，制酸止痛。用于消化性溃疡属郁热证胃脘痛。

用法：每次 10 克，每日 2 次，空腹口服。

注意：孕妇禁用。

（13）四方胃片

组成：海螵蛸、黄连、苦杏仁、浙贝母、川楝子（去皮酒炒）、延胡索（醋制）、沉香、柿霜、吴茱萸（盐水制）。

功效主治：制酸止痛。用于胃痛，胃酸过多，消化不良。

用法：每次 3 片，每日 2 ～ 3 次，口服。

注意：①不适用于脾胃阴虚证，主要表现为口干、舌红少津、大便干。②孕妇慎用。

（14）胃安宁片

组成:海螵蛸、白矾（煅）、白及、延胡索（醋制）、救必应、薄荷脑。

功效主治：制酸敛溃，解痉止痛。用于消化性溃疡、慢性胃炎，症见胃痛、反酸者。

用法：每次5片，每日3～4次，口服。

注意：①不适用于脾胃阴虚，主要表现为口干、舌红少津、大便干。②孕妇慎用。

（15）胃康胶囊

组成：白及、海螵蛸、黄芪、三七、白芍、香附、乳香、没药、鸡内金、百草霜、鸡蛋壳（炒焦）。

功效主治：健胃止痛，制酸。用于气滞证胃脘痛及消化性溃疡、慢性浅表性胃炎引起的胃痛、反酸。

用法：每粒装0.3克（相当于原生药0.5克）；每次2～4粒，每日3次，口服。

注意：①偶尔出现咽干口燥。②孕妇禁用。

（16）胃可宁片

组成：珍珠层粉、浙贝母。

功效主治：收敛，制酸，止痛。用于胃痛反酸者。

用法：每片重0.53克；每次3～5片，每日3～4次，饭前半小时，睡前或反酸时服用。

注意:①不适用于脾胃阴虚，主要表现为口干，舌红少津，大便干。②孕妇慎用。

（17）胃灵颗粒

组成:甘草（炙）、白术（炒）、海螵蛸、白芍（炒）、党参、延胡索。

功效主治：健胃和中，制酸止痛。用于消化性溃疡、慢性浅表性胃炎引起的胃脘痛、反酸。

用法：每袋装5克；每次5克，每日3次，开水冲服。

注意：①孕妇禁用。②胃阴虚胃痛者不适用，主要为唇燥口干、喜饮、大便干结。

（18）胃逆康胶囊

组成：柴胡（醋）、白芍、枳实、黄连、川楝子、半夏（制）、陈皮、吴茱萸、莪术、瓦楞子（煅）、蒲公英、甘草等。

功效主治：疏肝泄热，和胃降逆，制酸止痛。用于肝胃不和郁热证引起的胸脘胁痛，嗳气呃逆，吐酸嘈杂，脘胀纳呆，口干口苦，消化性溃疡见上述症候者可选用。

用法：每粒装0.4克；每次4粒，每日3次，饭前口服。

注意：①患者服药后可出现轻度腹泻。②饮食宜清淡，忌食辛辣、生冷、油腻食物。③忌情绪激动及生闷气。

（19）溃疡胶囊

组成：瓦楞子、仙鹤草、水红花子、枯矾、鸡蛋壳、陈皮、珍珠粉

功效主治：制酸止痛，生肌收敛。用于胃脘疼痛，呕恶反酸，胃、十二指脂肠溃疡。

用法：每粒重0.3克；每次2粒，每日3次，口服。

（20）溃平宁颗粒

组成：大黄浸膏、白及、延胡索粗碱。

功效主治：止血，止痛，收敛。用于胃、十二指肠溃疡及合并上消化道出血。

用法：每袋装4克；每次4克，每日 3～4 次，开水冲服。

（21）和胃片

组成:蒲公英、洋金花、川芎、瓦楞子（煅)、郁金、赤芍、丹参、甘草、黄芩。

功效主治：疏肝清热，凉血活血，祛瘀生新，和胃止痛。用于消化性溃疡及胃痛腹胀，嗳气反酸，恶心呕吐等症。

用法：每次4片，每日4次，口服。

注意：①青光眼、外感初起的喘咳患者禁用。②心脏病或高血压患者、肝肾功能不正常者慎用。③孕妇慎用。

（22）珍珠胃安丸

组成：珍珠层粉、甘草、豆豉、生姜、陈皮、徐长卿。

功效主治:健胃和中，制酸止痛，收敛生机。用于治疗胃、十二指肠溃疡病。

用法：每袋1.5克；每次1.5克，每日4次，饭后及睡前服。

（23）止血定痛片

组成：三七、花蕊石（煅)、海螵蛸、甘草。

功效主治:散瘀，止血，止痛。用于十二指脂肠溃疡疼痛，出血，胃酸过多。

用法:每片相当于原药材0.43克;每次 6片，每日3次，口服。

267. 消化性溃疡常用的镇痛中成药有哪些，如何使用

消化性溃疡患者经常出现胃痛，当胃痛出现时，可以服用对溃疡有治疗作用的中成药，也可暂时性服用一些镇痛药以缓解症状，用于治疗消化性溃疡胃痛的中成药有许多，以

下所列仅为临床常用之一部分，供大家选用。

（1）气滞胃痛颗粒

组成：柴胡、枳壳、白芍、甘草、延胡索、香附等。

功效主治：疏肝和胃，理气止痛。适用于气滞型消化性溃疡，症见胃脘胀痛、胁腹胀满者。

用法：每袋10克。每次1袋，每日2～3次，开水冲服。

注意：孕妇慎用。

（2）四逆散

组成：柴胡、枳壳、白芍、甘草。

功效主治：疏肝清热，和胃止痛。适用于气滞型或郁热型消化性溃疡，症见脘腹胀痛、口干心烦者。

用法：每袋装9克。每次9克，每日2次，开水冲服。

注意：孕妇慎用。

（3）胃痛宁

组成：蒲公英、龙胆、甘草干浸膏、小茴香油、天仙子浸膏、氢氧化铝。

功效主治：清热燥湿，理气和胃，制酸止痛。用于湿热互结所致胃脘疼痛，胃酸过多，脘闷嗳气，反酸嘈杂，食欲缺乏，大便秘结，小便短赤。

用法：每片0.25克。每次3片，每日3次，口服。

注意：①儿童、孕妇、哺乳期妇女禁用。②肝肾功能不全者禁服。

（4）九气拈痛丸

组成：香附（醋制）、木香、高良姜、陈皮、郁金、莪术（醋制）、延胡索（醋制）、槟榔、甘草、五灵脂（醋炒）。

功效主治：理气和胃，活血止痛。适用于气滞血瘀型胃痛。

用法：每袋 18 克。每次 6 ～ 9 克，每日 2 次，口服。

注意：①胃热引起的疼痛不宜使用。②孕妇禁服。

（5）阴虚胃痛颗粒

组成：北沙参、石斛、白芍、麦冬、川楝子、甘草等。

功效主治：生津养胃，行气止痛。适用于阴虚胃痛，症见胃脘隐痛、口干、舌红少苔。

用法：每袋 10 克。每次 1 ～ 2 袋，每日 2 ～ 3 次，开水冲服。

注意：①饮食宜清淡，忌酒及辛辣、生冷、油腻食物。②忌愤怒、忧郁，保持心情舒畅。③虚寒胃痛者不适用。

（6）元胡止痛片

组成：延胡索、白芷。

功效主治：理气，活血，止痛。作为止痛药而用于气滞血瘀型胃痛。

用法：基片重 0.3 克，相当于原生药 0.67 克。每次 4 ～ 6 片，每日 3 次，口服。

注意：①本方药性温燥，阴虚火旺者慎服。②孕妇禁用。

（7）开胸顺气丸

组成：槟榔、牵牛子（炒）、陈皮、木香、厚朴（姜制）、三棱（醋制）、莪术（醋制）、猪牙皂。

功效主治：消积化滞，行气止痛。用于停食停水，气郁不舒，胸胁胀满，胃脘疼痛。

用法：水丸，每袋重 18 克。每次 3 ～ 9 克，每日 2 次，温开水送服。

注意：①孕妇禁用。②年老体弱者慎用。

（8）丹七片

组成：丹参、三七。

功效主治：活血化瘀止痛。用于气滞血瘀引起的胃痛。

用法：每片0.3克。每次4片，每日3次，口服。

注意：虚证、寒证不宜服本药。

（9）阴虚胃痛片

组成：北沙参、白芍、川楝子、石斛、玉竹、炙甘草、麦冬。

功效主治：养阴益胃，缓中止痛。治疗胃阴不足之胃痛，表现为胃痛隐隐，口干，饥不欲食，舌红少苔，脉细数。

用法：每片0.25克。每次6片，每日3次，口服。

注意：实证、虚寒证不宜服本药。

（10）良附丸

组成：香附（醋制）、高良姜。

功效主治：温胃散寒，理气止痛。治疗寒凝气滞，胃脘疼痛，反酸，胸腹胀满。

用法：水丸，每500粒重31克。每次6克，每日2次。温开水送服。

注意：①忌酸辣、油腻不消化之物。②忌恼怒。

（11）金佛止痛丸

组成：郁金、佛手、白芍、甘草、田三七、延胡索。

功效主治：行气止痛，疏肝和胃，祛腐生新。本方为胃脘气痛而设，可以消除或缓解各种胃病引起的胃痛。

用法：水丸，每瓶5克。每次1瓶，每日3次，温开水送服。

注意：①孕妇及月经过多者忌服。②多用来缓解胃痛，一般胃痛时服用。③脾胃虚弱者忌服。

（12）胃苏颗粒

组成：紫苏、香附、陈皮、佛手等。

功效主治：理气和胃止痛。该药主治气滞型胃痛，表现为胃脘胀痛，痛引两胁，胸闷腹胀，嗳气，脉弦。

用法：每袋15克。每次1袋，每日3次，口服。

注意：①本药为缓解胃痛的常用药，疗效较好。因其理气作用较强，故该药不宜长期应用于虚证病人的治疗。②忌恼怒、忧思过度。③忌生冷、辛热及不消化之物。

（13）虚寒胃痛颗粒

组成：党参、白芍、甘草、干姜、大枣等。

功效主治：温胃止痛，健脾益气。本药适用于脾胃阳虚、阴寒内盛的虚寒胃痛证，其表现为胃脘疼痛、局部发凉、喜温喜按、受凉或进食生冷后胃脘痛发作或加重，食欲减退、口泛清水、四肢不温、舌质淡嫩、脉沉迟弱。

用法：每袋5克。每次1袋，每日3次，口服。

注意：本药偏于温补，阴虚有热者忌服。

（14）舒肝止痛丸

组成：柴胡、当归、白芍、赤芍、白术、薄荷、甘草、生姜、香附、郁金、延胡索、川楝子、木香、陈皮、半夏、黄芩、川芎、炒莱菔子。

功效主治：舒肝理气，和胃止痛。适用于肝胃不和引起的胃痛，症见胃脘胀痛、胸胁胀满、嗳气呃逆、心情抑郁、善太息、脉弦。

用法：浓缩丸，每袋6克。每次6克，每日3次，口服。

注意：①忌恼怒、忧郁之情。②慎食肥甘油腻之物。③理气之力较峻，凡虚证及孕妇不宜用。

（15）小建中颗粒

组成：白芍、大枣、桂枝、甘草、生姜等。

功效主治：温中补虚，缓急止痛。用于脾胃虚寒，脘腹疼痛，喜温喜按，嘈杂吞酸，食少心悸。

用法：每袋 15 克。每次 15 克，每日 3 次，口服。

注意：①饮食宜清淡，忌酒及辛辣、生冷、油腻食物。②忌愤怒、忧郁，保持心情舒畅。③阴虚内热者不宜服用。④外感风热表证未清患者及脾胃湿热或明显胃肠道出血症状者不宜服用。

（16）温胃舒胶囊

组成：党参、附子（制）、黄芪（炙）、肉桂、山药、肉苁蓉（制）、白术（炒）、山楂（炒）、乌梅、砂仁、陈皮、补骨脂。

功效主治：温胃止痛。用于寒性胃痛，表现为胃脘凉痛，惧食生冷，受寒痛甚。

用法：每粒 0.4 克。每次 3 粒，每日 2 次，口服。

注意：①胃大出血时忌用。②孕妇忌用。③热证胃痛忌用。

（17）舒肝平胃丸

组成：苍术、厚朴（姜炙）、陈皮、法半夏、枳壳（麸炒）、槟榔（炒焦）、炙甘草。

功效主治：舒肝，消滞。用于胸胁胀满，倒饱嘈杂，呕吐酸水，胃脘疼痛，食滞不消。

用法：每 100 粒重 6 克。每次 4.5 克，每日 2 次，口服。

注意：①孕妇忌服。②忌食生冷油腻不易消化食物。忌情绪激动或生闷气。③不适用于脾胃阴虚者，主要表现为口干、舌红少津、大便干。

（18）舒肝和胃丸

组成：香附（醋制）、白芍、佛手、木香、郁金、白术（炒）、陈皮、柴胡、广藿香、炙甘草、莱菔子、槟榔（炒焦）、乌药。

功效主治：舒肝解郁，和胃止痛。用于两胁胀满，食欲缺乏，打嗝呕吐，胃脘疼痛，大便失调。

用法：每丸重6克。每次6克，每日2次，口服。

注意：①忌食生冷油腻不易消化食物。②忌情绪激动或生闷气。③孕妇慎用。

（19）野苏颗粒

组成：野木瓜、白矾、陈皮、碳酸氢钠。

功效主治：理气调中，和胃止痛。用于气滞寒凝所致胃脘疼痛，腹胀，嗳气。

用法：每袋6克。每次6克，每日3～4次，用白温开水冲服。

注意：孕妇、哺乳期妇女禁用。

（20）养胃宁胶囊

组成：当归、水红花子（炒）、香附（醋）、香橼、土木香、白豆蔻、草豆蔻、人参、五灵脂、甘草（蜜炙）、莱菔子（炒）、大黄。

功效主治：调中养胃，理气止痛。用于急慢性胃炎、溃疡病、胃神经官能症。

用法：每粒装0.3克。每次6粒，每日2～3次，口服。

注意：孕妇禁用。

268. 什么是针刺疗法，针刺治疗消化性溃疡的方法有哪些

针刺疗法是以中医学理论为指导，在专门选择的部位将

毫针刺入人体内以对症状和病因进行治疗和预防的方法。针刺疗法具有适应证广、疗效明显、操作方便、经济安全等优点。消化性溃疡也可用针刺疗法治疗。兹举例如下，供读者选用。

（1）辨证选穴

寒邪犯胃：中脘、足三里、关元、公孙、神阙，灸神阙、关元，针刺用泻法。

饮食停滞：内关、中脘、足三里、内庭、天枢，针刺用泻法。

肝气犯胃：中脘、足三里、期门、太冲，针刺用泻法。

肝胃郁热：中脘、足三里、内庭、行间，针刺用泻法。

肝郁脾虚：中脘、足三里、期门、胃俞，针刺用平补平泻法。

气滞血瘀：内关、血海、公孙、膈俞、足三里、中脘，针刺用泻法。

脾胃虚寒：脾俞、足三里、胃俞、中脘，针刺用补法，并可加灸。

胃阴不足：中脘、足三里、胃俞、三阴交，针刺用补法。

（2）经验选穴 1

主穴：中脘、内关、足三里。

配穴：脾胃虚寒者，加脾俞、胃俞、梁门、建里、公孙；肝胃不和者，加肝俞、胃俞、太冲、期门；胃阴不足者，加梁丘、太溪、阳陵泉；瘀血内阻者，加血海、膈俞、三阴交；胃中蕴热者加胃俞、丰隆、天枢。

方法：虚证用提插捻转补法，实证用泄法或平补平泻法。留针 15 ～ 30 分钟，每日或隔日 1 次。10 ～ 14 次为 1 个疗程，每疗程间隔 3 ～ 5 天。

（3）经验选穴2

主穴：胃俞、足三里。

配穴：肝气犯胃者，加期门、公孙、内关；肝胃郁热者，加肝俞、太冲、内庭；胃阴亏虚者，加脾俞、三阴交、内关；脾胃虚寒者，加脾俞、中脘，并灸关元。

方法：虚证用提插捻转补法，实证用泄法或平补平泻法。留针15～30分钟，每日或隔日1次。10～14次为1个疗程，每疗程间隔3～5天。

（4）耳针法

主穴：胃、神门、交感、皮质下。

配穴十二指肠溃疡者，加刺十二指肠；腹胀者，加三焦、脾、腹；呃逆反酸者，加肝、脾。

方法：每次选4～6穴。耳针常规方法操作，急性期每日1次，留针30～40分钟，亦可采用埋针方法。缓解期2～3日1次，可用王不留行贴压，每日按压3～5次。两耳交替针刺，每10次为1个疗程。

269. 什么是艾灸疗法，灸法治疗消化性溃疡的方法有哪些

艾灸疗法简称灸法，是运用艾绒或其他药物在体表的穴位上烧灼、温熨，借灸火的热力及药物的作用，通过经络的传导，以起到温通气血、扶正祛邪，达到防治疾病的一种治法。消化性溃疡也可用艾灸疗法治疗。兹举例如下，供读者选用。

（1）方法1

取穴：中脘、脾俞、胃俞、足三里。

方法：艾条温和灸。每穴艾灸5～10分钟，至穴位皮肤潮红为度。隔日1次，10次为1个疗程，疗程间隔5～7天。亦可用温针灸。

（2）方法2

主穴：足三里、中脘、梁门。

配穴：肝气犯胃加太冲，食滞于中加胃俞，寒邪犯胃加合谷，瘀血阻滞加内关。

方法：每日施灸1次，每穴3～5壮，亦可艾条悬灸，7日为1个疗程。

（3）方法3

主穴：足三里、中脘、脾俞、胃俞、内关。

配穴：便溏加天枢。

方法：每日施灸1次，每穴3～5壮，亦可艾条悬灸，10日为1个疗程。

（4）方法4

取穴：中脘、下脘、内关（双）、足三里（双）。

方法：将艾条切成2厘米长的艾段，老生姜切成0.1厘米厚的姜片，并在姜片中央穿一小孔，以便针柄穿过。治疗时病人取平卧位，将穴位常规消毒，针刺后采用补法使之得气，然后把穿有小孔的姜片从针柄的末端穿过，使姜片贴于皮肤上，再将艾段插在针柄顶端，使艾段约与针柄顶端平齐，最后在艾段靠近皮肤一端将其点燃。艾段徐徐燃烧，使针和姜片变热，此时病人即能感觉肠蠕动。艾段燃完后，除去灰烬。每穴连续灸3壮，每日治疗1次，15天为1个疗程，疗程间休息5天。

注意：防止烫伤皮肤；治疗期间忌食生冷之物。

270. 什么是刮痧疗法，刮痧治疗消化性溃疡的方法有哪些

刮痧疗法是用边缘光滑的嫩竹板、瓷器片、小汤匙、铜钱、硬币、玻璃等工具，蘸食油或清水在体表部位进行由上而下、由内向外反复刮动，用以治疗有关的疾病。刮痧治疗消化性溃疡时需要辨证取穴。

（1）寒邪客胃证

取穴：中脘至脐中、内关、梁丘、足三里、公孙。

刮拭顺序：先刮腹部中脘穴至脐中重刮中脘穴，再刮前臂内关，然后刮下肢内侧公孙穴，最后从梁丘穴刮至足三里穴。

刮拭方法：泻法。

（2）饮食停滞证

取穴：天枢、足三里、内关、内庭、下脘至脐中、阴陵泉。

刮拭顺序：先刮腹部下脘穴至脐中、天枢穴，再刮前臂内关穴，然后刮下肢阴陵泉、足三里穴，最后刮内庭穴。

刮拭方法：泻法。

（3）肝气犯胃证

取穴：足三里、中脘、太冲、期门、内关、膻中。

刮拭顺序：先刮胸腹部膻中穴至中脘穴，再刮胁部期门穴，然后刮前臂内关穴，再刮下肢足三里穴，最后刮足背的太冲穴。

刮拭方法：泻法。

（4）胃热炽盛证

取穴：上脘、梁丘、行间、内庭、合谷、三阴交。

刮拭顺序：先刮腹部上脘穴，再刮手背合谷穴，然后刮

下肢内侧三阴交穴，再刮膝部梁丘穴，最后刮足背部行间、内庭穴。

刮拭方法：泻法。

（5）瘀阻胃络证

取穴：中脘、足三里、内关、膈俞、期门、公孙、三阴交。

刮拭顺序：先刮背部膈俞穴，再刮腹部中脘穴，胁部期门穴，然后刮前臂内关穴，接着刮下肢内侧三阴交、公孙穴，最后刮下肢外侧足三里穴。

刮拭方法：泻法。

（6）胃阴亏虚证

取穴：脾俞至胃俞、中脘、章门、内关、足三里、血海、三阴交。

刮拭顺序：先刮背部脾俞穴至胃俞穴，再刮腹部中脘穴和胁部章门穴，然后刮前臂内关穴，刮下肢血海穴至三阴交穴，最后刮足三里穴。

刮拭方法：补法。

（7）脾胃虚寒证

取穴：脾俞至胃俞，中脘、章门、内关、公孙、关元至气海。

刮拭顺序：先刮背部脾俞穴至胃俞穴，再刮腹部中脘、章门、关元穴至气海穴，然后刮前臂内关穴，最后刮足部公孙穴。

刮拭方法：补法。

271. 什么是拔罐疗法，拔罐治疗消化性溃疡的方法有哪些

拔罐法又名“火罐法”“吸筒疗法”，古称“角法”。这是一种以杯罐作工具，借热力排出其中的空气产生负压，使吸着于皮肤，造成淤血现象的一种疗法。古代医家在治疗疮疡脓肿时用它来吸血排脓，后来又扩大应用于肺痨、风湿等内科疾病。建国以后，由于不断改进方法，使拔罐疗法有了新的发展，进一步扩大了治疗范围。拔罐疗法也可用于治疗胃、十二指肠溃疡。

（1）方法1

取穴：中脘、气海、足三里、三阴交、肝俞、脾俞、胃俞。

操作方法：取俯卧位，取4～6个上述穴位，先使用毫针刺双侧背部的腧穴，再用闪火法拔罐，带针坐罐15分钟。以后再取仰卧位，在中脘、气海穴用闪火法拔罐10分，针刺双侧足三里穴。每日1次，10次为1个疗程。

（2）方法2

穴位：上脘、中脘、足三里、胃俞、脾俞、三焦俞、气海俞、大肠俞、关元俞、膈俞、巨阙、建里。

操作方法：用大型或中型火罐，每次取3～5穴拔罐，每次10～15分钟。

（3）方法3

穴位：①大椎、脾俞、肝俞。②天柱、胃俞、中脘。

操作方法：以上两组穴位交替使用，每日1组，用大型或中型罐，每次10～15分钟。

（4）方法 4

穴位：神阙。

操作方法：用大型或中型罐在脐部拔罐，每次 10 ～ 15 分钟，隔日 1 次。有温中补虚、和胃止痛之功效，用于虚寒性胃痛。

272. 溃疡并发出血时可选用的止血中药有哪些

（1）生大黄粉：将生大黄根研成粉末，分装备用。取生大黄粉 3 ～ 15 克溶于 10 ～ 50 毫升生理盐水中吞服，每 4 ～ 6 小时给药 1 次，最大剂量每日可达 100 克，出血时剂量大，出血停止或明显减少后减量。

（2）三七粉：将三七研成粉末，分装备用。取三七粉 3 ～ 6 克溶于 10 毫升生理盐水中吞服，每 4 ～ 6 小时给药 1 次，最大剂量每日可达 30 克，出血时剂量大，出血停止或明显减少后减量。

（3）白及粉：将白及研成粉末，分装备用。取白及粉 3 ～ 6 克溶于 10 毫升生理盐水中吞服，每 4 ～ 6 小时给药 1 次，最大剂量每日可达 30 克，出血时剂量大，出血停止或明显减少后减量。

（4）云南白药：有活血化瘀、消肿止痛、止血愈伤之功效，本药原为刀伤、枪伤、跌打损伤诸证而设，现证实可用于慢性胃痛，胃、十二指肠溃疡等病症。本药为散剂，每瓶 4 克，保险子 1 粒；胶囊剂，每粒 0.25 克，另装保险子 1 粒。每次 0.25 ～ 0.5 克，每日 3 次，口服。使用注意：①孕妇忌用。

②服药一日之内，忌食鱼腥豆类，辛辣酸冷食物。③对本药有中毒、过敏史者忌服。④有严重心律失常者忌服。⑤一次服用量不宜超过0.5克，以免中毒。若服药后有上腹不适、烧灼感、恶心者，应减量或停服。

273. 中草药有杀灭幽门螺杆菌作用吗

体外研究发现，中草药有抗幽门螺杆菌的作用。一项体外幽门螺杆菌敏感试验表明，有17味药对幽门螺杆菌有抑杀作用，其中黄连高度敏感，大黄、黄芩、丹参、延胡索、生地黄、甘草中度敏感，白花蛇舌草、陈皮、石斛、白及、吴茱萸、知母、连翘低度敏感。另有研究者试验了200种不同性味、不同作用的中草药对幽门螺杆菌的抑菌效果，结果发现38种中药对幽门螺杆菌有不同程度抑菌作用，其中黄芩、黄连、黄柏、桂枝、玫瑰花、土茯苓、高良姜、乌梅、山楂有较好的抑菌作用。其他的研究提示，三七、槟榔、厚朴、党参、牙皂、蒲公英、白芍、地榆、青黛、白果、秦皮、龙胆草、诃子、乌药、黄芪、莪术、苦参、枸杞子、北沙参、莱菔子等也有一定的抗幽门螺杆菌的作用。

中草药组成的复方也有抑杀幽门螺杆菌的作用。体外试验表明，传统方剂如左金丸、香连丸、逍遥散、黄芪建中汤、黄连解毒汤、黄连汤、半夏泻心汤、六君子汤等，均有较好的抑制幽门螺杆菌的作用。经验方祛腐生肌消溃散（黄芪、陈皮、没药、硼砂）临床应用不但能迅速愈合溃疡，而且幽门螺杆菌清除率也高；干姜芩连人参汤用于治疗幽门螺杆菌能取得很好的临床疗效，体外药敏试验证实，其对幽门螺杆菌最低抑菌浓度为3.1%，最低杀菌浓度为6.2%。可见，对幽门螺杆菌的抑杀作用亦是中医药治疗消化性溃疡取得疗效的重要机制之一。

也有学者将中药复方制剂与以质子泵抑制药为基础的三联疗法合用于根除幽门螺杆菌，根除率可达90%以上，这是一个有益的尝试。

274. 治疗幽门螺杆菌的中成药有哪些

有些中成药对幽门螺杆菌有一定的杀灭作用，显示了较好的应用前景。

（1）胃复春：由人参、香茶菜、枳壳（炒）组成。有健脾益气、活血解毒之功效。用于治疗胃癌癌前期病变、胃癌手术后辅助治疗。

（2）丹桂香颗粒：由炙黄芪、桂枝、吴茱萸、肉桂、细辛、桃仁、红花、当归、川芎、赤芍、丹参、牡丹皮、延胡索、片姜黄、三棱、莪术、水蛭、木香、枳壳、乌药、黄连、生地黄、炙甘草组成。具有益气温胃、散寒行气、活血止痛之功效。主治脾胃虚寒、寒凝血瘀证，症见胃脘痞满、疼痛、嗳气、腹胀等。报道用丹桂香颗粒对幽门螺杆菌药敏试验发现，丹桂香颗粒对幽门螺杆菌 MIC 为 1 ∶ 515，MBC 为 1 ∶ 512。证明丹桂香颗粒对幽门螺杆菌非常敏感，有较强的杀菌、抑菌作用。

（3）养胃颗粒：由黄芪、党参、白芍、香附、陈皮、山药、乌梅、甘草组成。有养胃健脾、理气和中之功效。用于脾虚气滞所致的慢性胃炎的治疗。体外试验证实，养胃颗粒对幽门螺杆菌有抑杀作用，最低抑菌浓度13.3毫克/升。

（4）荆花胃康胶丸：由土荆芥、水团花组成，有理气散寒、清热化瘀之功效。用于治疗寒热错杂、气滞血瘀所致的胃脘胀闷疼痛、嗳气、反酸、嘈杂、口苦。体外药敏试验表明，荆花胃康胶丸有明显的抑杀幽门螺杆菌作用，其最低抑菌浓度0.024～0.048毫克/毫升。临床研究表明，单用荆花胃康胶丸治疗，幽门螺杆菌根除率为40%左右；荆花胃康胶丸与三联疗法组成四联疗法能明显提高幽门螺杆菌的根除率，具体的方案是质子泵抑制药+两种抗生素+荆花胃康胶丸，结果幽门螺杆菌的根除率为81.3%～91.3%，而西药三联疗法组为68.9%。

275. 如何评价中医药在治疗幽门螺杆菌中的作用

（1）中医药对幽门螺杆菌有抑杀作用：从目前的实验研究来看，中草药单味药及其组成的复方对幽门螺杆菌有一定的抑杀作用。从临床应用来看，中成药对幽门螺杆菌也有较好的治疗作用。

（2）中西医结合治疗幽门螺杆菌感染将是一个新的研究方向：中医药与西药合用治疗幽门螺杆菌感染取得了较好的临床疗效，部分中成药的参与可提高西药治疗的根除率，在耐药菌株不断增多的情况下，中西医结合将是一个很好的研究方向。

（3）中医药治疗幽门螺杆菌还存在以下问题

①多数结果来源于体外试验，缺乏体内试验的支持，今后应加强临床研究，为临床应用中医药抗幽门螺杆菌提供证据。

②中医药治疗幽门螺杆菌多是根据各自的经验而用，缺乏统一的治疗方案及疗效评估，应加强随机对照的多中心大样本临床观察，以明确中医药治疗幽门螺杆菌的有效性。

③中药成分复杂，应当研究治疗幽门螺杆菌的有效成分，进行药理、药化、药动及临床研究，从中找出对幽门螺杆菌作用强、依从性好，不良反应少、价格低廉的药物。

四、消化性溃疡的预防与调理

276. 胃溃疡患者应采取什么措施才能防止向胃癌转化

（1）注意养成良好的生活习惯：少吃或不吃盐腌、烟熏、油炸和烘烤食物，如咸鱼、火腿、腊肉等盐腌食品均有损胃黏膜，同时这些食物中含有致癌物质3，4苯并芘，会促进胃癌的发生。不暴饮暴食和进食过烫的食物，防止损伤胃。不吸烟、少饮酒，因烟雾中含有多种致癌或促癌物质，吞咽进入胃内成为胃癌的重要致病因素；酒精会刺激胃黏膜，损伤黏膜组织，促进致癌物质的吸收，如果饮酒同时吸烟，其危害性更大。此外，预防溃疡病还要注意保护牙齿，因为食物未咀嚼细烂进入胃中会导致胃黏膜受损，所以应少吃甜食，早晚刷牙。

（2）常吃抗癌食物：茄子中含有龙葵素，它能抑制消化道肿瘤细胞的增殖，特别对胃癌有抑制作用。绿菜花、西蓝花不仅维生素和矿物质含量丰富，而且对防癌也有利。大蒜具有防癌抗癌能力，大蒜中的脂溶性挥发性油能激活巨噬细胞，提高机体的抗癌能力；还含有一种含硫化合物，也具有杀灭肿瘤细胞的作用。葱头也能抗癌，可能是含有谷胱甘肽及多种维生素的缘故。真菌食品中含有多糖物质和干扰素诱导剂，能抑制肿瘤，如香菇对胃癌、食管癌、肺癌、宫颈癌有一定的预防作用；金针菇对肿瘤有抑制作用；猴头菇对胃癌有疗效，可延长病人的生存期，提高免疫力。经常食用此类食物，能起到一定的防癌、抗癌作用。

（3）防止溃疡复发：胃溃疡在反复发作过程中可以癌变，因此防溃疡癌变的最好方法是防止溃疡复发。春季胃黏膜的保护能力较弱，要防止药物、细菌和辛辣食物对胃黏膜的刺激，特别是“老胃病”要加强防护，避免着凉而引起溃疡复发。天气暖和后要加强户外锻炼以增强免疫力，提高抗病能力。注意不要过于劳累，疲劳会降低胃肠功能，诱发胃溃疡。坚持定期体检，最少每年1次，胃溃疡患者最好进行胃镜检查，以便能及时发现胃溃疡癌变。

（4）根除幽门螺杆菌：幽门螺杆菌不但与溃疡的发生、复发有关，还与胃癌的形成有关，因此，一旦检查出有幽门螺杆菌感染，就应当将其根除。此外，家中有幽门螺杆菌感染引起的胃炎或溃疡病人时要注意隔离，并同时治疗。

277. 胃、十二指肠溃疡患者应少食多餐吗

少吃多餐曾是消化性溃疡治疗的一条饮食原则，尤其是十二指肠溃疡患者，因有空腹时疼痛而进食可缓解的特点，不少患者常少吃多餐，以进食来减少疼痛。近来研究发现，

这一饮食方法是不正确的。其实，这不仅不能减轻溃疡病的症状，反而会加重病情。因为食物进入胃内，虽能中和一部分胃酸，但又会刺激胃酸分泌，每次进餐可使胃酸分泌持续3小时以上，因而少吃多餐会使溃疡面不断受到胃酸侵蚀，不利于溃疡的愈合。现在对溃疡病进餐的要求是，合并大出血时要禁食，急性活动期要少食多餐，一旦病情平稳，就应过渡到正常饮食，一日三餐，以定时定量为好。

278. 消化性溃疡患者为什么要加强营养

任何疾病都必须有足够营养来促进机体愈合、恢复，营养不足就会使愈合困难。消化性溃疡当然也不例外。研究表明，食物中纤维素不足也是引起溃疡病的原因之一。有人对溃疡病人进行随访，发现饮食富含纤维素的，胃溃疡复发率为45%，饮食过分细软者，胃溃疡复发率为80%。加强营养应选用易消化、高能量、富含蛋白质和维生素的食物，如稀饭、细面条、牛奶、软米饭、豆浆、鸡蛋、瘦肉、豆腐和豆制品等；此外，富含维生素A、B族维生素、维生素C的食物，如新鲜蔬菜和水果等也可选择。这些食物可以增强机体抵抗力，有助于修复受损的组织和促进溃疡愈合。尤其要多食含维生素A的食物，维生素A能维护黏膜的健康，增强其防御能力。另外，维生素A还是重要的抗氧化药，可防止细胞发生癌变，减缓细胞的老化速度，动物肝脏、胡萝卜、茼蒿、南瓜等食品中含有维生素A。维生素E是细胞膜上最主要的抗氧化药，能防止细胞老化，还能改善胃黏膜的血液循环，加固胃黏膜。

杏仁、南瓜、茼蒿等食物中含有丰富的维生素E。总之，要营养平衡，各种营养物质配合适宜，有助于溃疡的愈合。

279.什么是消化性溃疡的合理饮食

消化性溃疡患者合理饮食的内容应包括宜食食品、宜忌食品及合理饮食。

（1）忌油炸食物：各种油炸食品均难于消化，不利于溃疡愈合。对溃疡病患者而言，烹调方法以蒸、煮、炖、烩等为主，应切细、煮软。

（2）忌用刺激性食品及易产气食物：产气食物可导致胃机械性扩张，促使胃酸分泌。

（3）控制脂肪摄入：尤其要少食动物脂肪，因为脂肪能刺激胃酸分泌和胆汁反流。

（4）制订合理的膳食计划，定时定量：症状得到控制，溃疡面已愈合时，应鼓励较快恢复平日的一日三餐，因为这样可以避免由于少食多餐所带来的食物对胃的刺激而使胃酸分泌增加的现象。

（5）提倡细嚼慢咽，注意进食情绪：吃饭时避免精神紧张和情绪抑郁，否则会引起胃肠分泌功能紊乱，不利于溃疡愈合。

（6）饮食宜清淡：应适当控制一般调味品，尤其是食盐的使用。溃疡病患者钠代谢降低，致使体内钠潴留，多余的钠可增加胃液的分泌，所以每人每日食盐摄入量以3～5克为宜。食物不宜过酸、过甜或过咸，要清淡爽口。

280. 消化性溃疡不宜的食物有哪些

（1）刺激性食物，如烟、酒、浓茶、浓咖啡、可可、胡椒粉、咖喱粉、香料等。

（2）粗糙和不易消化的食物，如坚果类、芹菜、藕，以及油炸、生拌、烟熏、腌腊的食物。

（3）易产气的食物，如葱、生萝卜、生蒜、豆类、豆制品、甘蓝、黄瓜、球芽甘蓝的球芽、椰菜、萝卜和花椰菜，尤其不要生食，以免导致胃机械性扩张，促使胃酸分泌。

（4）煲汤，鸡汤、浓缩的肉汤等，能刺激胃酸分泌，易引起烧灼感、打嗝等不适症状。

（5）带酸味的水果，如西红柿、猕猴桃、柠檬、山楂、草莓等，以及由这些水果做成的各种果汁，易引起胃酸分泌增多。

（6）碳酸饮料，如可乐、雪碧、鲜橙多、杏仁露、核桃露等，促进胃酸分泌，成为刺激胃黏膜的原因；碳酸饮料在胃内产生大量气体，容易引起腹胀、呃逆等，从而增加消化性溃疡患者的不适症状。

（7）黏性强的食物，糯米含有多量的糊精，黏性较强，膨胀性小，不容易消化。消化性溃疡多存在消化不良，若食用糯米则有可能加重病情。

281. 不利于胃病的饮食习惯有哪些

（1）吃得过快：狼吞虎咽，囫囵吞枣，食物咀嚼不充分，消化液分泌不足，食物难以充分消化，久而久之，易致胃病。

（2）吃得过饱：暴饮暴食，不仅使胃的消化能力难以承受，造成消化不良，有时还可导致急性胃扩张、胃穿孔等严重疾患。

（3）边读（玩）边吃：有些人喜欢一边看报，一边吃饭，或边玩边吃。这样，由于阅读或玩时大量血液供脑，供胃肠消化吸收的血液相对减少，影响消化吸收，易致慢性胃病。

（4）常吃零食：经常吃零食，会破坏胃消化酶分泌的正常规律，使胃得不到正常合理的休息，容易“积劳成疾”。

（5）蹲着吃饭：我国部分农村地区，尤其是北方农村，不少人有蹲着吃饭的习惯。这种进食方式，使腹部及消化道血管受挤压，不利于血液供应；而进餐时，恰需大量血液入胃用于消化。调查表明，这些地区胃病高发，与此不良进食姿势有关。

（6）多吃冷食：有些人偏爱冷食，尤其在夏天边喝冷饮边吃东西，这样对胃岂能无害？多食冷食会降低胃的温度，使胃的抗病能力下降；一般冷食致病微生物含量也往往较多，因此多食冷食容易导致胃病。

（7）烟酒过度：吸烟可增加溃疡病和胃癌的发病率。而饮酒过度，则可损伤胃黏膜，造成胃出血、胃穿孔等；经常大量饮酒，可影响胃液分泌，降低胃酸活性，使人食欲下降。

282. 消化性溃疡的生活调养方法有哪些

（1）保暖护养：秋凉之后，昼夜温差变化大，患有溃疡病的人要特别注意胃部的保暖，适时增添衣服，夜晚睡觉盖好被盖，以防腹部着凉而引发胃痛或加重旧病。

（2）饮食调养：胃病患者的秋季饮食应以温、软、淡、素、鲜为宜，做到定时定量，使胃中经常有食物和胃酸进行中和，从而防止侵蚀胃黏膜和溃疡面而加重病情。

（3）忌嘴保养：胃病患者要注意忌嘴，不吃过冷、过烫、过硬、过辣、过黏的食物，更忌暴饮暴食，戒烟禁酒。另外，服药时应注意服用方法，最好饭后服用，以防刺激胃黏膜而导致病情恶化。

（4）平心静养：专家认为，胃、十二指肠溃疡的发生发展与人的情绪、心态密切相关。因此，要讲究心理卫生，保持精神愉快和情绪稳定，避免紧张、焦虑、恼怒等不良情绪的刺激。同时，注意劳逸结合，防止过度疲劳而殃及胃病的康复。

（5）运动健养：溃疡病人要结合自己的体质，加强适度的运动锻炼，提高机体抗病能力，减少疾病的复发，促进身心健康。

283. 吸烟对溃疡有何影响

（1）增加溃疡的发病率：据研究发现，吸烟者溃疡病的发病率是非吸烟者的 2 ～ 4 倍。

（2）降低溃疡病的治愈率：有人做过比较，给同是溃疡病的患者使用同一种药物治疗，非吸烟组的治愈率为90%，吸烟组的仅为63%，吸烟使溃疡愈合更难。

（3）容易引起复发：对上述两组患者停药一年后作比较，非吸烟组复发率为53%，吸烟组为84%，说明吸烟易导致溃疡复发。

香烟中的尼古丁等有毒物质可直接刺激胃黏膜，导致胃黏膜的血管收缩，胃黏膜供血不足。吸入体内的香烟中的有毒物质会破坏胃黏膜，破坏上皮细胞，使胃黏膜屏障功能下降。尼古丁可刺激胃酸分泌增加，引起溃疡形成。烟雾入胃后可致使幽门关闭不全，出现胆汁反流，刺激胃黏膜，引起溃疡。因此，已发生溃疡的病人应停止吸烟，可促进溃疡的愈合，尤其不能在饭后吸烟，否则会雪上加霜。“饭后一支烟，胜过活神仙”，这是瘾君子的顺口溜。实际上饭后吸烟危害最大，专家们发现，饭后吸1支烟的危害等于平时吸10支烟的危害。这是因为饭后胃蠕动明显增加，大量的血液由全身其他各处转向胃肠以助消化，此时吸烟则烟雾等大量有害物质会很快被吸收，对人危害更大。

284. 饮酒对溃疡有何影响

长时间喝酒或者一次大量饮酒，可发生急性胃黏膜炎症。酒精主要是破坏胃黏膜保护层，使胃液中的氢离子更弥散地进入胃黏膜，导致胃黏膜充血、水肿。病变多发生在胃窦部，然后为胃体部，一般不侵犯肌层，愈合后不留瘢痕。长时间饮高浓度酒，还可引起慢性浅表性胃炎，成为溃疡发生的基础病变。动物实验也已证实，在动物的胃腔内灌注14%以上浓度的酒精，可破坏胃黏膜保护层，导致胃黏膜充血、糜烂，甚至溃疡。

喝酒可以提高胃液酸度，所以大量喝酒对十二指肠溃疡的康复有害无益。临床上在进行胃液分析检查时发现，应用5%的酒精作为实验饮料，一方面可以兴奋胃酸分泌；另一方面酒精又可直接损害黏膜屏障，并且胃肠黏膜的损伤程度和酒精浓度及其与黏膜接触时间成正比，当有胃酸存在时更易加重黏膜的损伤。由此可见，喝酒不但引起溃疡的发生，也会严重影响溃疡的康复。

285. 过食辣味对溃疡有何影响

辣椒能增强肠胃蠕动，促进消化液分泌，改善食欲，增加胃黏膜的血流量，并刺激胃黏膜合成和释放前列腺素，能有效阻止有害物质对胃黏膜的损伤，对胃有保护作用。医学、营养学专家对湘、川等省进行调查，发现这些普遍喜食辣椒的省区，胃溃疡的发病率并不高于其他省区。对于消化性溃疡患者来说，辣椒属于辛辣刺激食物，会刺激胃黏膜，增加胃酸分泌，还可增加胃黏膜的血流量，导致胃部受到过大的压力而引起疼痛，对溃疡患者不利。所以，胃溃疡患者一定要戒除辣味食物，减少对溃疡的刺激作用，这样就可以有效帮助胃溃疡伤口愈合。溃疡愈合之后，进食辣椒一般不会有何影响，因此正常人可以根据自己的喜好来适当食用辣椒，只是千万注意不要过量。

286. 甜食对溃疡有何影响

俗话说，“食蔗高年乐，含饴稚子欢”。甜蜜蜜的糖，人人爱吃。吃甜食有补充气血、解除肌肉紧张和解毒等功能，而且糖果可以丰富人们的生活，点心中适当加些糖可提高食欲。但吃得过多，甚至嗜好成癖，不但无益，反而有害，尤其是溃疡病患者，甜食更是不宜。吃糖过多，糖在人体内表现为较强的有机酸，促使胃酸增多，加重胃病患者的疼痛与不适，有的还出现烧灼感症状，对溃疡病不利。胃肠运动与血糖呈反比，即过多进食甜食，人就会因摄入能量太多而产生饱腹感，减低胃肠的蠕动，也对胃溃疡不利。因此，溃疡病患者尽量不要进食甜食。

287. 糯米制品对消化性溃疡患者有影响吗

糯米是一种温和的滋补品，有补虚、补血、健脾暖胃、止汗等作用。适用于脾胃虚寒所致的反胃、食欲减少、泄泻和气虚引起的自汗、气短无力、妊娠腰腹坠胀等症。现代科学研究表明，糯米含有蛋白质、脂肪、糖类、钙、磷、铁、B族维生素及淀粉等，为温补强壮品。如病后精神体力久不复原，身疲乏力，或体质素虚，甚至头晕眼花等时，药物治疗的同时吃糯米大枣稀饭，可使症状消失，身体复原加快。消化性溃疡患者能食用糯米吗？一般来讲，消化性溃疡患者食用糯米是不合适的。胃、十二指肠溃疡的发生与胃酸有一定关系。日常生活中，凡是能促进胃酸增加的因素，都可使病情加重，或者引起溃疡病复发。糯米和其他粮食一样，主要成分为淀粉。

但糯米淀粉中葡萄糖分子缩合时，连接方式与其他粮食淀粉有所不同。糯米经过煮熟之后，无论是糯米饭，还是用糯米制作的其他食品，其黏性均比较大，人吃进胃内后，相对难以消化，从胃中排出的时间延长，滞留在胃内，从而刺激胃壁细胞及胃幽门部细胞，促进胃酸分泌增加。因此，溃疡病人进食糯米制作的各种食品时，往往会使疼痛加重，甚至会诱发胃穿孔、出血等严重的并发症。可见，溃疡病病人不管是处于有症状的活动期，还是溃疡愈合后的痊愈期，均不宜吃糯米制品。

288. 喜吃零食对消化性溃疡有何不利影响

（1）影响肠胃的消化吸收功能：不加限制地吃零食，消化道和消化腺始终得不到休息，打乱了胃肠道蠕动和消化腺分泌的规律，容易造成消化道功能紊乱。这时，人容易出现上腹不适、疼痛、腹胀、呃逆、恶心、呕吐等症状，还有些人会有排便不畅、便秘、腹泻、矢气增多等问题。

（2）吃太多零食会干扰正餐：吃零食多了，使人有一种饱胀感，到正餐时就变得食欲缺乏，饮食量减少，如果不能从正餐中摄取足够的营养素，对身体是不利的。

（3）卫生得不到保障：多数零食是随手拿来就吃，卫生得不到保障，易导致疾病传播。因此，要防止病从口入，就应避免零食。

（4）不利于溃疡愈合：对溃疡病患者来说，零食等同于不规律进食，而每次进食均可引起胃酸分泌达3小时以上，这样，患者一直处于高胃酸分泌状态，对溃疡愈合不利。

289. 消化性溃疡患者能喝牛奶吗

牛奶营养丰富、容易消化吸收、物美价廉、食用方便，人称“白色血液”，是理想的天然食品。胃溃疡患者能喝牛奶吗？近年研究表明，胃溃疡病人常饮牛奶并不利于胃溃疡愈合。牛奶中含有丰富的蛋白质和钙质，均能促进胃酸分泌。有报告说，饮牛奶后胃酸分泌增加30%。牛奶刚入胃时，能稀释胃酸的浓度，缓和胃酸对胃、十二指肠溃疡刺激，可使上腹不适得到暂时缓解。但片刻后，牛奶又成了胃黏膜的刺激因素，产生更多的胃酸，使病情进一步恶化。因此，溃疡病患者不宜饮牛奶。

但也有相反的意见，认为牛奶可中和胃酸，保护胃肠黏膜，有利于溃疡面愈合。消化性溃疡患者的个人体验既有因喝正常量牛奶而缓解病情的，也有因喝正常量牛奶而加重病情的，又因为消化性溃疡本身病情就比较多变，易缓解，也易复发，所以不能由此确定喝正常量牛奶对溃疡有害。就理论而言，牛奶的确会刺激胃酸分泌，但任何食物，尤其是营养丰富的食物，如肉类、蛋类等，都会刺激胃酸分泌，故不能因此就说喝牛奶有害并禁忌牛奶。

溃疡病患者能不能饮牛奶？要依据个体差异，喝了没有不适的可以喝，喝后有不适的则不要喝。关键还是要做到合理饮用牛奶。

（1）不宜空腹喝牛奶：空腹大量的喝牛奶，奶中的乳糖不能被及时消化，被肠道内的细菌分解而产生大量的气体、酸液，刺激肠道收缩，出现腹痛、腹泻。因此，喝牛奶之前最好吃点东西，或边吃食物边喝牛奶，以降低乳糖浓度，利于营养成分的吸收。

（2）不宜大量喝牛奶：大量喝牛奶（尤其是少量多次地饮用使每日总量达 1 000 ～ 3 000 毫升）对消化性溃疡患者弊大于利。

（3）牛奶不宜加糖饮用：加糖的牛奶属于甜饮料，引起胃酸分泌增加，易引起烧灼感症状，不利于溃疡愈合。

290. 喝咖啡对溃疡有何影响

咖啡是由咖啡豆制成，内含 1%～ 2%的咖啡因，还含有蛋白质、脂肪、矿物质和维生素等，咖啡对人体有一定的益处，可以振奋精神，消除睡意和疲倦，提高脑的活动能力，增加食欲，促进消化等。但喝咖啡对人体也有不利影响，主要是浓咖啡会使心跳加快，使人兴奋、失眠，影响休息，对恢复体力不利。因此，有神经衰弱的人不宜喝咖啡，尤其不要在晚上喝咖啡。咖啡因会刺激胃酸过度分泌，加重消化性溃疡，尤其空腹喝咖啡更不好，容易造成胃酸过多、伤害胃黏膜。因此，有溃疡病的人不要喝咖啡，否则会使溃疡病加重，甚至有诱发溃疡出血的危险。

291. 饮茶对溃疡有何影响

茶是世界三大饮品之一。饮茶不但是传统饮食文化，同时由于茶叶中含有多种抗氧化物质与抗氧化营养素，对于消除自由基的影响有一定的效果因此喝茶也有助于防衰老，具有养生保健功能。茶叶中含有多种维生素和氨基酸，喝茶对于清油解腻，增强神经兴奋，以及消食利尿也具有一定的作用。但也不是所有的人都适合喝茶。对消化性溃疡患者来说，喝茶不一定合适，尤其是浓茶更是不宜。因为茶叶中含有咖啡因，咖啡因刺激胃液分泌。正常情况下，胃内有一种名叫磷酸二酯酶的物质，它能抑制胃壁细胞分泌胃酸，而茶叶中的茶碱能抑制磷酸二酯酶的活力，磷酸二酯酶的活力受到抑制后，胃壁细胞就会分泌大量胃酸，影响溃疡面的愈合，加重病情，并产生疼痛等症状。因此，有溃疡病的人少饮茶，至少不应饮浓茶。

292. 消化性溃疡患者能喝蜂蜜吗

蜂蜜作为药用，在中国已有数千年的历史，功效良好。中医学认为，蜂蜜味甘，有缓急、止痛的作用。另外，蜂蜜性平味甘，有补益脾胃的功效，能帮助溃疡愈合，减少溃疡复发。蜂蜜还有促进食物的消化和同化作用，从而减轻胃肠负担而缓解症状。蜂蜜具有改善人脑循环、增强机体免疫力和应激力的功效。正因为如此，许多人有喝蜂蜜的爱好。那么，溃疡病患者能喝蜂蜜吗？这要从蜂蜜对胃的影响来分析。科学研究和临床实践证明，蜂蜜对胃酸分泌有双重影响，胃酸分泌过多或过少时，蜂蜜可起到调节作用，使胃酸分泌活动正常化，如在饭前 1 个半小时食用蜂蜜，可抑制胃酸的分泌；如在食用蜂蜜后立即进食，又会刺激胃酸的分泌；温热的蜂蜜水溶液能使胃液稀释而降低胃液酸度，而冷的蜂蜜水溶液，能刺激肠道的运动，有轻泻作用。因此，溃疡病患者是可以喝蜂蜜的，但要讲究方法和量。即使这样，也不是所有溃疡病病人适合喝蜂蜜，毕竟蜂蜜会使胃酸分泌增加，有的人喝蜂蜜后还会出现烧灼感，因此劝这些人不要喝蜂蜜。

293. 消化性溃疡患者能喝豆浆吗

豆浆营养丰富，具有增强免疫力，美容养颜，延缓衰老的作用，豆浆能改善骨骼代谢，预防骨质疏松，减少动脉硬化的危险。豆浆备受广大民众的喜爱，对患有消化性溃疡的患者来说，喝豆浆是否合适呢？其实，消化性溃疡患者能否喝豆浆不能一概而论。理论上讲，消化性溃疡患者不宜喝豆浆，而在临床实际中，也有许多患者喝豆浆后无不妥的事例，这可能与喝豆浆的方法也有关。

（1）严重的消化性溃疡患者不能喝豆浆：因为豆类所含的低聚糖，如水苏糖和棉子糖，虽然不能被消化酶分解而消化吸收，但可被肠道细菌发酵，能分解产生一些小分子的气体，进而引起嗳气、肠鸣、腹胀、腹痛等症状，加重溃疡引起的不适症状。

（2）不要过多喝豆浆：过量地喝豆浆，胃中产生的气体过多，加重胃胀和消化不良；过量地喝豆浆，可抑制正常铁吸收量的90%，久而久之，人会出现不同程度的疲倦、嗜睡等缺铁性贫血症状。

（3）不要喝生豆浆：豆浆必须充分加热煮沸后才能饮用，因为生豆浆中含有胰蛋白酶和皂角素，会引起恶心、腹泻等中毒现象，煮沸才能将这些有害物质完全破坏。

（4）喝纯豆浆：天然的才是健康的。喝豆浆不要加红糖、蜂蜜等，加上这些甜的调味剂后，就成为甜饮，会增加胃酸分泌，出现烧灼感，也对溃疡愈合不利。

294. 消化性溃疡并发出血需要禁食吗

消化性溃疡并发出血时，是否要禁食，应由出血的量及病人的状况而定。一般来讲，有以下原则：

（1）当消化性溃疡并发大出血时（出血量>1 000毫升），患者多有呕吐或呕血表现，一般要绝对卧床休息，并禁食，必要时给予小量镇静药如安定等。要加强护理，密切观察患者呕血及黑粪的情况，还要观察患者血压、脉搏、尿量等情况。定期复查血红蛋白、血细胞压积、尿素氮等指标。

（2）溃疡并发大出血伴有休克时，应禁食，并经静脉补充营养，维持能量、水及电解质的平衡。

（3）大出血时可留置胃管行胃肠减压，一方面减少胃液在胃内停留的时间，从而起到间接抗酸并辅助止血的作用，另一方面还可持续观察出血情况，随时掌握病情。

（4）大出血停止后，病情平稳，可进流食，并经半流食过渡到正常饮食。

（5）小量出血者一般不必禁食，可给全流食，以中和胃酸，减轻胃饥饿性收缩以利于止血。

295．如何避免睡眠不足对溃疡治疗的影响

长期睡眠不足容易导致胃溃疡。研究表明，睡眠不足增加胃酸分泌量，胃酸增加量比正常人多3～20 倍。动物实验研究发现，睡眠不足的大鼠不但在体重增加方面较睡眠充足的大鼠为慢，且大鼠的胃部血流量降低，胃部自我保护能力下降，大大增加了患胃溃疡机会。此外，研究数据亦显示，睡眠不足刺激这组大鼠的癌基因生长，令其胃部细胞生长速度加快，较易引发胃癌。长期睡眠不足是压力因素之一，而压力则会影响人的情绪变化，进而影响胃液的分泌情况。

良好的睡眠对胃病十分有利，因为睡眠不好时大脑处于兴奋状态，导致胃的分泌和运动功能失调，消化能力下降，出现食欲不佳、腹胀等症状。因此，胃痛患者必须保证良好的睡眠。要保证良好的睡眠，必须做到“安卧有方”。

（1）不熬夜：首先应避免不必要的熬夜，熬夜多了就会扰乱睡眠规律，日久则发展为失眠。

（2）做好睡前准备：睡前不应思虑太过、剧烈运动，也不宜用茶、巧克力、咖啡、可可、香烟、酒等兴奋刺激物，以免影响入睡。晚餐吃得过饱或过少、睡前加餐，均可影响正常睡眠，此乃“胃不和则卧不安”是也。

（3）注意睡眠姿势：俯卧而睡是不可取的，这样胸腹部都受到压迫，呼吸不畅，妨碍睡眠。最好是采取右侧屈卧的姿势，《老老恒言》说得好：“卧宜右侧以舒脾之气……卧不欲左胁。”右侧屈卧位符合胃的自然生理位，有助于胃的正常生理活动，对消化有利，值得提倡。

（4）居处环境对睡眠有影响：居处应安静，通风良好，温度适宜，尤其要避免光源及噪声污染而影响睡眠。

296.消化性溃疡患者如何进行情绪调理

消化性溃疡是一种典型的心身疾病，心理因素对溃疡影响很大。精神紧张、情绪激动，或过分忧虑对大脑皮质产生不良的刺激，使得下丘脑中枢的调节作用减弱或丧失，引起自主神经功能紊乱，不利于食物的消化和溃疡的愈合。保持轻松愉快的心境，是治愈溃疡的关键。情志调养的原则是：保持心情舒畅，节郁怒，避免思虑太过。

（1）调心情：喜怒哀乐人皆有之，惟过则有害。为避免不良情绪的影响，应遇变而不惊，泰然处之，及时排遣和改善忧愁悲伤的心境。具体做法有不少，比如漫游山水之间，登高临下，俯瞰大地，能使人胸襟开阔、豁达；而幽静恬谧的环境使人情绪安稳，心旷神怡；音乐歌舞也有产生不同的感化人的神情的作用，如缓慢轻悠的旋律多具有宁心安神、消除紧张焦躁情绪、镇静催眠的功效；节奏明快的旋律多具有开畅胸怀、舒解郁闷的功效。其他如听琴赏画，观花，养鱼，垂钓等，可根据具体情况选择适宜的活动，以愉悦情志，使气血流畅，生机活泼，从而有效地抵抗排遣消沉、沮丧、悲忧等不良情绪的影响。

（2）思虑不过度：避免劳神太过的方法很多，提请注意的是，遇事苦思或学习紧张之时，应注意思虑的程度与时间性，适时调整思考与放松的节奏，紧张之后应宁静片刻，也可在紧张之后练习静功，让大脑和身体各部分都处于良好的休养状态，使机体在未疲劳之前就得到充分休息，才是较合理的精神调养方法。

297. 消化性溃疡患者能有正常的性生活吗

消化性溃疡对男女性功能并无直接影响，但病变对身体的影响及治疗药物的影响有时会影响性功能。疼痛剧烈、持续，反复合并出血导致贫血、营养不良者，会因体力不足、情绪压抑的缘故，出现性功能暂时减退。有急性较重的并发症如胃穿孔或大量呕血，当然谈不上什么性功能的问题。消化性溃疡病人由于腹痛，经常需要服用普鲁本辛、颠茄、胃疡平等解痉镇痛药，这些抗胆碱药会导致外阴及阴道分泌腺受到抑制，使女性外阴道干燥而造成性交不适或困难。少数男性病人长期服用这类药物会出现阳痿、阴茎勃起不坚、男子乳房发育等现象。

消化性溃疡病人全身状况尚可，有性的要求时，可以进行适度的夫妻生活。这类病人的性格多趋内向，情绪容易激动，和谐的性生活有调节情绪，平衡心态的作用，从这一角度来说，正常的夫妻性生活实际上是有利于消化性溃疡控制的。症状明显、反复出血的病人在性生活方面宜谨慎一些，不要勉强从事，待病情好转后再恢复不迟。在性交姿势方面，体弱的一方宜取下位，以防体力消耗过多引发性功能障碍。用普鲁本辛、胃疡平后如发现阴道干涩，影响房事，可以在男女外生殖器涂上润滑剂弥补。少数男性病人如在服用 H_2 受体拮抗药后发现有性功能障碍，不必惊慌，应请有关医生帮助更换药物，停药一个时期后，性功能可以完全恢复。

合理、适度的性生活不会加重消化性溃疡病情。然而，当症状比较明显时，如果不节制过多的性活动，有可能延迟溃疡的愈合，或者诱发溃疡出血。

298. 日常生活中如何预防消化性溃疡

消化性溃疡的一级预防就是消化性溃疡的病因预防，或称根本性预防，即控制和消灭致病因素对健康人群的危害。主要采取增进健康和特殊防护两方面措施，具体方法如下。

（1）增强机体抗病能力：进行有关消化性溃疡方面的卫生知识教育，提高自我保健能力，养成良好的生活习惯，保持健康的心理状态，放宽心胸，正确对待心理冲突，不断增进适应能力；采用合理的营养和保健措施，进行经常而适度的体育锻炼。

（2）戒除不良嗜好：如戒烟、戒酒，少饮浓茶、可乐及咖啡。

（3）合理饮食：饮食要冷热适度，三餐要有规律，少食辛辣刺激性强的食物，避免暴饮暴食。

（4）避免服用损害胃黏膜的药物：非甾体类抗炎药如阿司匹林、消炎痛、保泰松，以及激素、利血平等药物要慎用。如为治疗所必需，可饭后服用，同时服用胃黏膜保护药或制酸药。

（5）及时治疗相关疾病：胃泌素瘤、Meckel 憩室和甲状旁腺功能亢进症等病常可伴发消化性溃疡，应予及时治疗。

（6）防治幽门螺杆菌感染：及时根除幽门螺杆菌感染，

避免溃疡发生与复发；养成良好的卫生习惯，实行分餐制，避免幽门螺杆菌传染。

299．胃、十二指肠溃疡患者要慎用哪些药物

许多药物可引起溃疡，因此溃疡病患者用药应十分慎重，否则易加重病情，诱发出血。根据研究和临床观察，以下药物要慎用。

（1）解热镇痛药：阿司匹林对胃黏膜有刺激作用，能促使上皮细胞脱落，使胃黏膜失去屏障的作用，因而引起胃黏膜糜烂及无痛性胃肠道出血，必须慎用。消炎镇痛药（如吲哚美辛、保泰松）对胃黏膜有刺激，可致胃肠功能减退，易引起消化不良，甚至胃黏膜腐蚀变性脱落，严重者并发出血和穿孔。

（2）咖啡因：咖啡因可使胃酸分泌增加，加重溃疡病情，若必须使用时，应与抗酸药物如氢氧化铝同服。

（3）肾上腺皮质激素：肾上腺皮质激素会增加胃酸、胃液分泌，使胃酸增强，引起恶心、反酸症状。若长时间大量使用，可引起激素性溃疡，同时使组织修复力降低，加重胃、十二指肠溃疡。

（4）利尿药：如速尿、利尿酸等，服用后能引起恶心、呕吐、上腹部疼痛等胃肠道反应，严重者可出现胃肠道出血，皆应慎用。

（5）抗生素：四环素类、大环内酯类抗生素等可刺激胃肠道加重病情，亦应慎用。

（6）降血压药：利血平可刺激胃酸分泌而损害胃黏膜；

胍乙啶等可使胃酸、胃蛋白酶分泌增多，易发生胃溃疡及出血。

300. 消化性溃疡患者可选用哪些食疗方法

（1）桃仁猪肚粥

原料：桃仁（去皮尖）、生地黄各 10 克，熟猪肚片、大米各 50 克，作料适量。

制作与用法：将肚片切细，取 2 倍水煎取汁，加猪肚、大米煮为稀粥，待熟时调味服食，每日 1 剂。

功效主治：可益气活血，化瘀止痛。

（2）佛手扁苡粥

原料：佛手 10 克，白扁豆、薏苡仁、山药各 30 克，猪肚汤及食盐各适量。

制作与用法：将佛手水煎取汁，去渣，纳入扁豆、薏苡仁、山药及猪肚汤，煮为稀粥，放食盐调味服食，每日 1 剂。

功效主治：泄热和胃。适用于胃脘灼热疼痛，口干口苦，心烦易怒，便秘等。

（3）三七鸡蛋羹

原料：鸡蛋 1 个，蜂蜜 30 毫升，三七粉 3 克。

制作与用法：将鸡蛋打入碗中搅拌，加入三七粉拌匀，隔水炖熟再加蜂蜜调匀服食。

功效主治：疏肝理气，和胃健脾。适用于上腹疼痛，呕吐，伴恶心、嗳气等。

（4）仙人掌炒牛肉

原料：仙人掌50克，嫩牛肉100克，调料适量。

制作与用法：将仙人掌去皮刺，洗净，切细；牛肉洗净，切片，两者置热油锅中炒熟后，调味服食。

功效主治：活血化瘀，行气止痛。适用于痛处固定，或痛如针刺等病症。

（5）山药粥

原料：山药100克，粳米100克。

制作与用法：一起加水煮成稀粥，每天1剂，分3次服食。

功效主治：健脾养胃。适用于脾胃虚弱型胃十二指肠溃疡。

（6）白胡椒煲猪肚汤

原料：白胡椒（略打碎）15克，猪肚1个。

制作与用法：猪肚洗净，放水适量，慢火煲熟烂，调味后服食。

功效主治：温中补虚，适用于虚寒型溃疡病。

（7）瓦楞鸡肝

原料：煅瓦楞子10克，鸡肝1具。

制作与用法：煅瓦楞子研成细粉，鸡肝切片，与葱、姜、食盐、黄酒放入碗内拌匀，蒸至鸡肝熟。空腹食用，每天1次。

功效主治：制酸和胃。适用于胃溃疡或十二指球部溃疡，经常反酸者。

（8）白及炖猪肚

原料：白及30克，香附30克，猪肚1个。

制作与用法：加水适量，以小火炖烂，吃肉喝汤，1天吃完。

功效主治：活血化瘀，理气止痛。用于气滞血瘀之消化性溃疡。

（9）枸杞牛肚汤

原料：枸杞子12克，生姜3片，牛肚500克，生地黄10克，食盐适量。

制作与用法：把牛肚切块，与生地黄、枸杞子、生姜加水同煮，熟烂后加调料。吃肉喝汤。

功效主治：养阴和胃。对胃、十二指肠溃疡有疗效。

（10）佛手猪肚汤

原料：猪肚（约500克）1个，鲜佛手15克，生姜4片。

制作与用法：将猪肚去肥油，漂洗干净，再用开水氽去腥味。佛手、生姜、猪肚一齐放入锅内，加适量清水，武火煮沸后，文火煮1～2小时，调味即成。饮汤食肉，佐餐食用。

功效主治：疏肝理气，和胃止痛。用于肝郁气滞型消化性溃疡。

（11）开水冲鸡蛋

原料：鸡蛋1个。

制作与用法：鸡蛋打入碗中，用筷子搅匀，用滚烫的开水冲熟后即可食用，每日1剂。

功效主治：现代医学认为，开水冲鸡蛋质地柔软，容易被胃消化吸收，可大大减轻胃的负担，有利于溃疡病灶愈合。鸡蛋黄中含有卵磷脂，可在胃黏膜表面形成一层薄的疏水层，对胃黏膜有很强的保护作用和抵抗有害因子入侵的防御作用。

（12）花生牛奶蜜

原料：花生仁50克，牛奶200克，蜂蜜30克。

制作与用法：先将花生仁用清水浸泡30分钟，取出捣烂；牛奶用锅煮沸，加入捣烂的花生仁，再煮沸，取出晾凉，调入蜂蜜，即成。日服1剂，睡前食用。

功效主治：花生富含不饱和脂肪酸及卵磷脂，有益气补虚的作用；牛奶含丰富的蛋白质，能修补组织和增强免疫。蜂蜜补中益气。此方对胃溃疡有较好疗效。

（13）银耳红枣粥

原料：银耳20克，大枣10枚，糯米150克。

制作与用法：按常法煮粥。日服1剂。

功效主治：补养脾胃。适用于脾胃虚弱型溃疡病患者。

（14）田七鸡蛋羹

原料：田七末3克，藕汁30毫升，鸡蛋1个，白糖少许。

制作与用法：将鸡蛋打破，倒入碗中搅拌；用鲜藕汁及田七末，加白糖，与鸡蛋搅匀，隔水炖熟服食。

功效主治：化瘀止痛。可治血瘀型胃溃疡、十二指肠溃疡出血。

（15）山楂山药鲤鱼汤

原料：鲤鱼（约300克）1条，山楂30克，淮山药30克。

制作与用法：鲤鱼洗净，切块。起油锅，用姜片炝锅，把山楂、淮山药、鲤鱼一齐放入锅内，加适量清水，武火煮沸，文火煮1～2小时，调味即成。

功效主治：补脾益气，活血化瘀。 用于气虚血瘀之消化性溃疡。